慢 性 咳 嗽

CHRONIC COUGH

原　著　Thomas L. Carroll

主　审　田　理

主　译　周　立

副主译　庄佩耘　黄冬雁　邹　剑

译　者　（按姓氏笔画排序）

马艳利（厦门大学附属中山医院）

王海洋（四川大学华西医院）

邓建洪（成都中医药大学附属医院）

吕　丹（四川大学华西医院）

庄佩耘（厦门大学附属中山医院）

邹　剑（四川大学华西医院）

陈　臻（华东师范大学）

周　立（成都中医药大学附属医院）

孟　娟（四川大学华西医院）

徐新林（厦门大学附属中山医院）

高采平（四川省医学科学院·四川省人民医院）

黄冬雁（中国人民解放军总医院）

梁方琪（成都中医药大学附属医院）

傅德慧（天津医科大学第二医院）

翻译秘书　廖　超（成都中医药大学）

人民卫生出版社

·北京·

This edition of：Chronic Cough，First Edition by：Thomas L. Carroll is published by arrangement with Plural Publishing Inc. San Diego，CA，USA

图书在版编目（CIP）数据

慢性咳嗽 /（美）托马斯·L. 卡罗尔（Thomas L. Carroll）原著；周立主译 . —北京：人民卫生出版社，2021.10

ISBN 978-7-117-32277-5

Ⅰ.①慢…　Ⅱ.①托…②周…　Ⅲ.①慢性病 – 咳嗽 – 诊疗　Ⅳ.①R562.2

中国版本图书馆 CIP 数据核字（2021）第 210728 号

| 人卫智网 | www.ipmph.com | 医学教育、学术、考试、健康，购书智慧智能综合服务平台 |
| 人卫官网 | www.pmph.com | 人卫官方资讯发布平台 |

图字：01-2020-1848 号

慢性咳嗽
Manxing Kesou

主　　译：周　立
出版发行：人民卫生出版社（中继线 010-59780011）
地　　址：北京市朝阳区潘家园南里 19 号
邮　　编：100021
E - mail：pmph @ pmph.com
购书热线：010-59787592　010-59787584　010-65264830
印　　刷：北京顶佳世纪印刷有限公司
经　　销：新华书店
开　　本：787×1092　1/16　印张：11
字　　数：221 千字
版　　次：2021 年 10 月第 1 版
印　　次：2021 年 11 月第 1 次印刷
标准书号：ISBN 978-7-117-32277-5
定　　价：128.00 元
打击盗版举报电话：010-59787491　E-mail：WQ @ pmph.com
质量问题联系电话：010-59787234　E-mail：zhiliang @ pmph.com

原著者简介

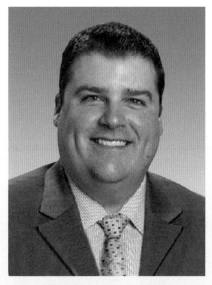

Thomas L. Carroll

Thomas L. Carroll 博士是美国哈佛大学医学院附属布列根和妇女医院（Brigham and Women's Hospital，BWH）的外科医生，其擅长领域为喉科学。2014 年以来，他一直担任布列根和妇女医院嗓音中心的负责人，该中心为患有嗓音、吞咽和气道疾病的患者提供诊断和创新疗法。他同时也是美国喉科、鼻科和耳科学会以及美国喉科学会的会员，美国耳鼻咽喉 - 头颈外科学会喉支气管食管病学教育委员会的现任主席。

主 译 简 介

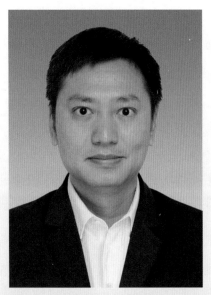

周 立

副教授,医学博士,硕士研究生导师,成都中医药大学附属医院耳鼻咽喉科副主任。美国匹兹堡大学嗓音中心、哈佛大学医学院附属布列根和妇女医院访问学者。主要从事中西医结合嗓音疾病的评估、手术及康复工作。任中华中医药学会耳鼻喉科分会副秘书长兼嗓音学组副组长,四川省中医药学会耳鼻咽喉科专业委员会副主任委员,四川省耳鼻咽喉头颈外科学会咽喉嗓音专业委员会常务委员。

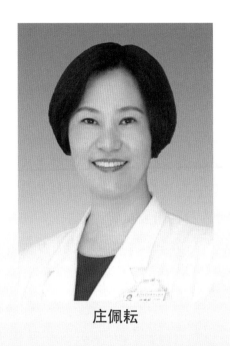

庄佩耘

主任医师,教授,硕士生导师,厦门大学附属中山医院嗓音科主任,厦门大学医学院嗓音研究所所长,厦门市嗓音医学重点实验室主任。美国威斯康星大学嗓音科学硕士学位,获托马斯杰斐逊大学医学院嗓音中心嗓音专科医生培训证书,被评为2020年厦门市本土领军人才。任中华医学会耳鼻喉科头颈外科学分会嗓音学组副组长,中国康复医学会康复治疗专业委员会言语康复学组副组长,中国中西医结合学会耳鼻咽喉科专业委员会嗓音医学组副组长,中国艺术医学协会嗓音专业委员会理事。

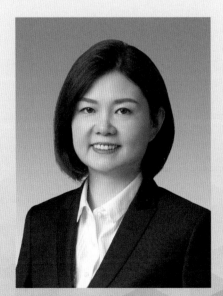

黄冬雁

副主任医师,副教授,医学博士。解放军总医院耳鼻咽喉 - 头颈外科医学部 / 国家耳鼻咽喉疾病临床医学中心咽喉嗓音科副主任,美国宾夕法尼亚大学访问学者。主要专业方向嗓音和咽喉外科疾病诊疗。担任中华医学会耳鼻咽喉头颈外科学分会嗓音学组副组长,中国医疗保健国际交流促进会嗓音言语分会副主任委员,中国艺术医学协会嗓音专业委员会常务委员,入选北京科技新星。

副主译简介

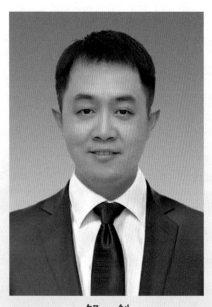

邹　剑

医学博士,副教授,硕士研究生导师。四川大学华西医院耳鼻咽喉头颈外科副主任。主要从事咽喉嗓音疾病的临床评估与治疗,擅长喉显微外科手术及睡眠呼吸相关疾病的规范管理。现为四川省学术和技术带头人后备人选,四川省卫生健康委员会学术和技术带头人后备人选,中华医学会耳鼻咽喉头颈外科学分会青年委员及咽喉嗓音组委员,四川省医师协会耳鼻咽喉头颈外科分会副会长,四川省耳鼻咽喉头颈外科学会咽喉嗓音专业委员会副主任委员,成都医学会耳鼻咽喉头颈外科分会候任主任委员。

序 言 一

咳嗽是患者向医生描述的最常见症状之一。许多临床医生,包括呼吸内科医生、消化内科医生、耳鼻咽喉科医生等都参与了慢性咳嗽的诊疗,但疗效欠佳。本书原著者 Thomas L. Carroll 医生是国际知名的喉科专家,慢性咳嗽是他在临床和基础研究中都非常专注和熟悉的领域。由于慢性咳嗽是一种临床症状,涉及了很多亚专业,因此原著者联合了多名不同专业背景的专家将诊疗要点清晰并完整地呈现出来。

本书主要从耳鼻咽喉科医生的视角来看待本病,但同时也联合了不同领域的专家共同探究慢性咳嗽背后的原因。作者在文中首创"车轮式"诊疗模式,并倡导以团队来诊断和治疗病因复杂的难治性咳嗽。

本书内容基于最新的临床研究成果,同时也提供了一些不同领域专家的独特诊疗经验,不仅专业性强,也有很好的临床参考价值。本书将作为一个资源和指南,帮助临床医生找到治疗慢性咳嗽的最佳策略,同时这本书将面向所有治疗慢性咳嗽的临床医生,而不仅仅是耳鼻咽喉科医生。

本次担任主译的周立副教授是我院耳鼻咽喉科副主任,曾作为美国匹兹堡大学嗓音中心、哈佛大学医学院附属布列根和妇女医院访问学者,跟随 Thomas L. Carroll 医生学习,深得其精髓,故将原著翻译成中文。相信中文版将能如实地反映原著者的学术思想和研究成果。

本人乐于见到中文版的出版,并希望此书成为耳鼻咽喉科、呼吸内科、消化内科、神经内科、变态反应科等相关科室研究生、规培医生和临床医生的必读参考书。

中华中医药学会耳鼻喉科分会副主任委员

成都中医药大学附属医院副院长

田 理

2021 年 10 月

序 言 二

　　慢性咳嗽病因复杂,常为多因素致病,其中咽喉反流是引起慢性咳嗽的常见病因之一。近年来国内学者对咽喉反流性疾病的流行病学、病因、发病机制及诊疗方案进行了系统且深入的研究,并于 2015 年形成了咽喉反流性疾病的中国专家共识,对本病的规范化诊疗奠定了坚实的基础。他山之石可以攻玉,在研究中我们还需要借鉴国外一些先进经验为我所用。

　　传统观点认为酸性胃内容物是引起咽喉反流性疾病的主要病因,但随着研究的深入,胃蛋白酶、胆盐、胆酸、胰液中的胰蛋白酶等成分的作用亦愈发受到重视。因此创建一种新的针对非酸反流性疾病的治疗方式是未来的研究方向。对于疑似反流的慢性咳嗽患者,目前国内多数医院仅通过症状和体征进行诊断,本书则建议使用下咽 - 食管多通道腔内阻抗联合双 pH 值监测来评估近端反流事件高风险人群,有助于确定咽喉反流是否是慢性咳嗽的病因。

　　本书提出了一线临床医生初诊慢性咳嗽的流程,并指出慢性咳嗽的诊疗需要一个团队来综合分析慢性咳嗽的病因,按照车轮模式进行精确诊断和针对性治疗。

　　本书围绕慢性咳嗽的常见病因进行了系统的阐述,提出了很多让人耳目一新的观点和方案,对从事耳鼻咽喉科、呼吸内科及消化内科的医护人员来说,本书是值得一读的参考书。

全军耳鼻咽喉头颈外科专业委员会副主任委员
中国人民解放军总医院第六医学中心咽喉嗓音外科主任

李进让

2021 年 10 月

前　言

作为耳鼻咽喉科医生,慢性咳嗽是我在门诊经常会遇到的临床病症,尽管参考了国内外各类最新诊疗指南,但仍然有部分患者收效甚微。2019 年我在波士顿访学时发现 Thomas L. Carroll 医生治愈了很多慢性咳嗽患者,其间跟他进行了大量深入的探讨和交流。离美前恰逢他刚出版了一部关于慢性咳嗽的专著,拜读后受益匪浅。书中一些新颖的见解和清晰的诊疗思路给我留下了深刻印象。回国后便开始着手对该书的翻译工作。在国内多位专家的协助下,我们对译稿进行反复推敲和多次修改,历经两年本书终于得以出版。

本书梳理了慢性咳嗽临床诊疗中的核心内容,揭示相关测试、治疗或病理生理学背后的科学原理,并将这些内容融入了相关的章节内。本书共有十章:第一章为慢性咳嗽概述及其对健康的影响;第二章讲述咳嗽变异性哮喘及相关疾病;第三章讲述慢性咳嗽的病因——鼻窦疾病及过敏;第四章讲述反流性疾病;第五章阐述咽喉反流性疾病的医学基础;第六章讲述神经性咳嗽;第七章讲述吞咽障碍与慢性咳嗽;第八章为咳嗽管理:言语 - 语言病理学家在慢性咳嗽治疗中的角色;第九章分享难治性慢性咳嗽的诊疗模式;第十章展望慢性咳嗽未来的研究方向。第一章为后续单独的章节奠定基础,而第九章将前面的所有信息连接在一起,形成一个实用的诊疗模板。每个章节主体内容后面附有两部分内容,一部分为"思维拓展",此部分包括作者的主观评论,允许超出循证医学的范畴(因一些新颖和有价值的观点尚未得到验证);另一部分是对前文核心内容的提炼和总结。最后一章讨论了在慢性咳嗽的诊断和治疗中未来会出现的问题。

成都中医药大学附属医院谢春光院长、成都中医药大学教育基金会为本书的顺利出版提供了大力支持。此外,成都中医药大学的廖超博士、刘宝博士后、张兰博士、张蓉博士、李佩珊博士、岁莉硕士、习媛硕士、张娜硕士、张婉玲硕士、孙芸硕士,四川大学华西医院蒋子涵医生,四川省第二中医医院朱睿婧医生也参与了本书的编译工作,在此一同表示感谢。

本书翻译如有疏漏和不妥之处,请读者不吝指正。

主译　周　立

2021 年 10 月

原 著 前 言

慢性咳嗽的诊断和治疗目标在不断变化,值得庆幸的是,这个目标正在朝着正确的方向发展。客观的临床检测正在取代经验疗法,而相关研究则推动了新的疗法和测试手段的不断涌现。随着诊断方法的进步和多学科合作的开展,很多被咳嗽困扰数年之久的患者得以康复。我们更多地将慢性咳嗽视为潜在疾病的一种症状,而不是对病因不明疾病的初步诊断。

本书为实践或培训中的临床医生提供了有益的参考,使其能更深刻地了解慢性咳嗽,并对其诊治更有把握。本书适用于从事全科医学、耳鼻咽喉科、呼吸内科、消化内科、神经内科和言语 - 语言病理学专业的研究生和临床医生。多位耳鼻咽喉科(喉科学和鼻科学)、消化内科、分子和细胞病理学以及言语 - 语言病理学领域的专家参与了本书的编写。

本书共分为十章,涵盖了我们目前对慢性咳嗽已知、未知以及正在探索的基础知识。此外,本书为每章的作者提供了“思维拓展”的平台,就特定的主题直接与读者对话,围绕慢性咳嗽提出一些有争议的或新颖的想法。本书开篇对慢性咳嗽进行了概述,为其余章节奠定了基础;主体章节涵盖了慢性咳嗽领域中最具探讨性的话题;第九章将前面的内容汇总成治疗范例,有助于减轻难治性慢性咳嗽患者的症状。

慢性咳嗽的诊疗目前尚无定式,但我们能通过梳理出其可能的病因来探索适合的诊疗方法。本书的最后一章为“思维拓展”平台的升级版,它将向读者介绍慢性咳嗽的一些致病因素,这些病因通常不被喉科学和言语 - 语言病理学以外的临床医生所熟知,但却为本病的治疗拓展了新的思路。

近年来使用抗酸药治疗胃蛋白酶介导的咽喉反流性疾病的经验疗法已不合适,客观的反流及胃动力学检测已成为业内共识。针对哮喘的新疗法和诊断方法不断出现,有助于对慢性咳嗽患者肺部疾患进行准确鉴别。鼻腔鼻窦疾病和变态反应是慢性咳嗽的两大诱因,将促使我们进一步关注更多的信息。此外,言语 - 语言病理学家在慢性咳嗽的治疗中也发挥了日益重要的作用。近年来,我们将注意力转向了吞咽障碍和胃肠动力障碍这两个经常被忽视的慢性咳嗽的诱因。同时,我们还需要更深入了解原发性的声带疾病和喉部神经病变,从而为病因不明的慢性咳嗽患者提供帮助。

Thomas L. Carroll, MD

2018 年 5 月

目　　录

第一章　慢性咳嗽概述及其对健康的影响 ……………………………………… 1
　　一、概述 …………………………………………………………………… 1
　　二、生理学 ………………………………………………………………… 1
　　三、常见病因 ……………………………………………………………… 3
　　四、病史 …………………………………………………………………… 5
　　五、辅助检查 ……………………………………………………………… 7
　　六、咳嗽的影响 …………………………………………………………… 8
　　七、思维拓展 ……………………………………………………………… 10
　　八、本章要点 ……………………………………………………………… 11

第二章　咳嗽变异性哮喘及相关疾病 …………………………………………… 16
　　一、概述 …………………………………………………………………… 16
　　二、生理学 ………………………………………………………………… 16
　　三、临床表现 ……………………………………………………………… 17
　　四、诊断 …………………………………………………………………… 18
　　五、治疗 …………………………………………………………………… 21
　　六、其他引起咳嗽的肺部疾病 …………………………………………… 25
　　七、思维拓展 ……………………………………………………………… 25
　　八、本章要点 ……………………………………………………………… 26

第三章　慢性咳嗽的病因——鼻窦疾病及过敏 ………………………………… 30
　　一、概述 …………………………………………………………………… 30
　　二、同一气道,同一疾病 ………………………………………………… 30
　　三、非变应性鼻炎与哮喘 ………………………………………………… 32
　　四、鼻后滴漏综合征或上气道咳嗽综合征的鼻部病因 ……………… 35
　　五、诊断 …………………………………………………………………… 39
　　六、治疗 …………………………………………………………………… 40
　　七、结论 …………………………………………………………………… 43

八、思维拓展 ··· 43

九、本章要点 ··· 43

第四章　反流性疾病 ·· 52

一、概述 ··· 52

二、胃食管反流性咳嗽的流行病学 ··· 52

三、反流引起咳嗽的机制 ··· 53

四、反流的诊断 ·· 53

五、治疗 ··· 56

六、手术治疗 ··· 57

七、总结 ··· 58

八、思维拓展 ··· 58

九、本章要点 ··· 59

第五章　咽喉反流性疾病的医学基础 ·· 63

一、概述 ··· 63

二、反流及慢性咳嗽的生物标记 ··· 63

三、胃蛋白酶介导的炎性疾病过程 ··· 65

四、胃蛋白酶作为治疗靶点 ··· 68

五、思维拓展 ··· 71

六、本章要点 ··· 71

第六章　神经性咳嗽 ·· 76

一、概述 ··· 76

二、神经性咳嗽和喉敏感综合征的历史 ··· 76

三、病理生理学 ·· 77

四、病史和体格检查 ·· 78

五、诊断 ··· 79

六、运动神经病变诊断方式的选择 ··· 80

七、治疗 ··· 81

八、运动神经病变治疗方式的选择 ··· 82

九、药物选择 ··· 84

十、药物剂量、副反应及远期疗效 ··· 85

十一、咳嗽的行为治疗 ··· 86

十二、思维拓展 ·· 86

十三、本章要点 ·· 87

第七章　吞咽障碍与慢性咳嗽 ··· 91

一、概述 ·· 91

二、吞咽筛查 ·· 91

三、临床吞咽评估 ··· 93

四、临床吞咽评估适应证 ·· 93

五、临床吞咽评估的组成部分 ·· 93

六、吞咽障碍相关疾病和咳嗽 ·· 100

七、思维拓展 ··· 103

八、本章要点 ··· 104

第八章　咳嗽管理：言语-语言病理学家在慢性咳嗽治疗中的角色 ············110

一、概述 ··· 110

二、言语 - 语言病理学治疗咳嗽的深层机制 ·· 111

三、与慢性咳嗽相关的上呼吸道疾病 ·· 111

四、评估 ··· 112

五、治疗 ··· 116

六、治疗咳嗽的新方法 ·· 120

七、结论 ··· 125

八、思维拓展 ··· 125

九、本章要点 ··· 126

第九章　难治性慢性咳嗽的诊疗模式 ··· 132

一、概述 ··· 132

二、灵活的初诊模式 ·· 132

三、嗓音中心最优的诊疗模式 ·· 135

四、精确诊断和治疗 ·· 138

五、思维拓展 ··· 139

六、本章要点 ··· 140

第十章　慢性咳嗽未来的研究方向 ··· 143

一、概述 ··· 143

二、咳嗽的潜在发生机制和治疗意义 ·· 143

三、新型药理学和外科治疗手段 ·· 145

四、思维拓展 ··· 147

五、本章要点 ··· 149

关键词索引 ··· 154

第一章

慢性咳嗽概述及其对健康的影响

一、概　　述

咳嗽是气体快速从肺部喷射而出并伴有尖锐声音的症状[1]，是人体的基本保护功能，有助于清除气道内的分泌物及异物，维持肺内的气体交换。这种保护作用可避免人体罹患某些危及生命的疾病。以脊柱损伤患者为例，由于患者运动神经受损而无法咳嗽，因此导致肺炎成为其死亡的主要原因[2]。咳嗽是个人自主行为，但多数情况下是机体对化学或环境刺激的非自主反应。咳嗽在气道清洁中发挥着重要作用，在没有适当刺激的情况下出现的咳嗽则是病理性的。

咳嗽通常按病程分为 3 类，即急性咳嗽、亚急性咳嗽和慢性咳嗽。急性咳嗽病程小于 3 周，多继发于病毒感染。病程超过 8 周称为慢性咳嗽。亚急性咳嗽病程介于两者之间。尽管该划分有些偏颇，却是欧美的专业工作组共同商讨的结果[3,4]。

本章将向读者介绍慢性咳嗽的常见病因，讨论与之相关的治疗措施，详细论述见后续章节。

除了为后续章节讨论咳嗽的各种原因和诊断提供框架外，本章还介绍了慢性咳嗽的经济影响。更重要的是，本章旨在将病理学改变与患者联系起来。医务人员应重视慢性咳嗽对患者生活质量的影响，这样患者也会从中受益。

二、生　理　学

1. 咳嗽的病理生理学

反射是机体对于刺激产生的非自主或瞬间的反应[5]。咳嗽属于肺内气体交换时气管及支气管的一种清洁反射。与瞳孔对光反射和手掌抓握反射不同，咳嗽对于人类的生存至关重要。

咳嗽反射分为四个不同的阶段。第一阶段是吸气入肺。在第二阶段，肺内空气压缩的同时声门闭合,声门下的气道压力也相应增加。第三阶段的标志是声带突然急速开放,声门下的空气喷射而出。在这一过程中,气流快速通过气道时产生特殊的声音,被称为咳嗽。咳嗽声很容易识别,它与喷嚏声和清嗓声明显不同[6]。最后一个阶段是恢复期,此时出现静息呼吸。咳嗽属于特殊的生理活动,由此产生的胸内压力可达到300mmHg,瞬间呼气流速甚至升至 805km/h[7,8]。这种剧烈的活动可导致大小便失禁、气胸、晕厥,甚至肋骨骨折。

2. 咳嗽的神经生理学

了解咳嗽的发病机制,需要先掌握咳嗽的正常神经生理过程。

咳嗽反射可以分为三个部分:传入、处理和传出。传入神经接收外界刺激,并将神经冲动传入大脑皮质进行处理,然后传出神经引起呼吸肌收缩并产生咳嗽。

需要注意的是,我们目前知道的咳嗽神经病理学知识都是通过研究动物模型(主要是豚鼠)来获得的,而不是基于人体研究。虽然前期进行了大量的探索,但咳嗽确切的神经调节机制仍存在广泛争议。

气道感觉神经来源于结状神经节或颈静脉迷走神经节[9,10],已有证据显示迷走神经切断术或局部麻醉可消除咳嗽反射[11,12]。神经末梢终止于肺的各段小气道和肺实质,或者在肺外气道,如气管隆嵴、气管和主支气管。目前关于传入神经在气道各区域分布的差异仍未知。通常把初级传入咳嗽纤维对不同刺激的敏感程度分为化学刺激感受器(亦称伤害感受器)和肺牵张感受器,两者彼此独立。

肺牵张感受器是对机械性刺激敏感的肺内传入神经末梢装置。肺容积变化、气道黏膜水肿,气道平滑肌收缩等刺激均可诱发牵张感受器以 10~20m/s 的速度向下结状神经节神经元传导动作电位。牵张感受器分为快适应牵张感受器和慢适应牵张感受器。前者在呼吸周期的动态阶段表现活跃,而后者在呼吸周期全程均发挥重要作用。牵张感受器可调节呼吸周期,但对咳嗽的调控机制尚不清楚[13]。

Widdicombe 在 1954 年首次描述了对机械刺激敏感的第三种受体类型[14]。与牵张感受器不同的是,这些纤维仅存在于肺外气道,对点状机械刺激敏感,对组织牵拉等刺激不敏感。这些受体通过有髓迷走神经传入,并以较慢速度(5m/s)诱发动作电位,说明它和牵张感受器有所不同。该受体由 Widdicombe 首次提出,故亦称 Widdicombe 受体,后称刺激性受体,现在简称为咳嗽受体。

化学感受器,顾名思义,对机械刺激相对不敏感,其活化的阈值是机械感受器的 100倍。化学感受器对炎症、刺激和 pH 值变化过程中出现的炎症介质敏感。化学感受器通常由瞬时受体电位香草酸亚型 1(transient receptor potential vanilloid 1,TRPV1)的存在来确定。TRPV1 与辣椒素相结合,辣椒素是辣椒提取物中的活性成分,也是一种已知致咳剂。在炎症过程中释放的介质如缓激肽、前列腺素、腺苷和血清素,以及尼古丁和臭氧等刺激物的作用下,TRPV1 的结合力得到极大增强。因此,TRPV1 在慢性咳嗽患者中常出现过度表达[15]。

化学感受器通常与 C 纤维传入有关,C 纤维按其动作电位传导速度进行分类,范围在 1~2m/s 之间[16]。虽然 C 纤维是与化学感受器相关的最常见的传入类型,但传导速度为 6m/s 的传入纤维(亦称 Aδ 传入纤维)也可从化学感受器传导动作电位[9]。

表 1-1 总结了咳嗽相关的肺内和肺外感受器传导机制。

表 1-1　迷走神经的胸内和胸外传导机制

	肺牵张感受器		咳嗽受体	化学感受器
位置	肺内		肺内	肺内、肺外
传输速度	10~20m/s		5m/s	C- 纤维 1~2m/s Aδ 纤维 6m/s
刺激	快适应	动态呼吸	点状机械刺激	缓激肽、前列腺素、腺苷、血清素
	慢适应	静态呼吸		(5- 羟色胺)、pH 值、辣椒素

从对自发性咳嗽和有意识抑制咳嗽的经验来看,大脑皮质在咳嗽的调控过程中发挥了关键作用。咳嗽中枢位于脑干尾端,并通过孤束核接受迷走神经传入冲动。安慰剂常常可减轻咳嗽,这点也印证了中枢参与咳嗽的调控。

三、常见病因

本节简要介绍慢性咳嗽的常见病因,后续章节会针对这些病因进行深入阐述。下文将慢性咳嗽的病因分类逐一列出,目的是让读者明白其病因的复杂性。93% 的难治性咳嗽是由多因素所导致的,明确这一观念有助于减少漏诊,同时降低医师和患者由于疗效不佳而产生的挫折感[17]。

1. 哮喘

哮喘作为慢性咳嗽的常见原因需要仔细甄别,其典型症状包括喘息、呼吸困难,以及反复出现的间歇性咳嗽。然而这些症状并不具有特异性,许多呼吸系统疾病也会出现。大多数读者都熟悉"气道高反应性疾病"这个概念,此病名通常在支气管哮喘未能确诊时用来描述短暂的咳嗽和喘息的症状。哮喘可发生在任何年龄段,其中 75% 的患者在 7 岁以前就已明确[18]。因此认识咳嗽和哮喘之间的关系比掌握哮喘的概念和诊断更为重要。

慢性咳嗽有可能是咳嗽变异性哮喘患者的唯一症状。Irwin 等进行了一项对于 102 例伴有慢性咳嗽的哮喘患者的前瞻性研究,结果显示 28% 的哮喘患者只有咳嗽这一种症状[17]。

嗜酸性哮喘是一种严重的哮喘类型,其特点是血清、痰液和组织中有高水平的嗜酸性粒细胞[19]。嗜酸性哮喘虽然只占哮喘患者总数的5%,但却是导致重度哮喘最主要的原因。在35~50岁的成人中,它是最常见的病理类型。嗜酸性粒细胞性支气管炎同样出现嗜酸性粒细胞增多,但不同之处在于患者没有典型的气道高反应并对支气管扩张剂敏感,而后者是确诊支气管哮喘的金标准[20,21]。由于嗜酸性粒细胞性支气管炎的支气管激发试验阴性,因此诊断主要依靠经验性使用糖皮质激素吸入后观察患者的反应。嗜酸性粒细胞性支气管炎是属于哮喘中的一种类型还是其病程的一个阶段,目前仍不明确[22]。但毋庸置疑的是,嗜酸性粒细胞增多患者通常伴有咳嗽,通常是由吸入变应原所导致的。

2. 胃食管反流性疾病和咽喉反流性疾病

胃食管反流性疾病(gastroesophageal reflux disease,GERD)是胃内容物长期从胃反流到食管的一种疾病。由于高达50次的反流也可能是生理性的,因此,诊断GERD必须具有相应组织学病理改变及临床相关症状[23]。GERD的临床表现通常为烧心,同时伴有咽喉部疼痛和咽部异物感。值得一提的是,GERD是慢性咳嗽的常见原因。反流到达咽喉部则为咽喉反流(laryngopharyngeal reflux,LPR)[24]。与GERD不同的是,LPR多为病理性的[23]。

依据反流物的pH值是否小于4,反流被划分为酸反流和非酸反流。DeMeester评分对pH值可以客观量化,常被作为反流相关研究的结局指标。DeMeester分值是根据6个参数计算的,包括酸反流占监测时间的百分比、直立位pH值小于4的百分时间、仰卧位pH值小于4的百分时间、反流次数、长于5分钟的反流次数、持续最长的反流时间。积分高于14.72分提示存在异常酸反流[25,26]。由于非酸反流的存在,抑酸良好的患者仍可能出现慢性咳嗽,认识到这一点对临床诊治十分重要。

尽管此前提出了几种理论,然而GERD/LPR导致慢性咳嗽的病理生理学机制仍不明确[27]。胃内反流物除了盐酸外,还含有蛋白水解酶,以及最为重要的胃蛋白酶。胃蛋白酶是由无活性的胃蛋白酶原在低pH值的环境中产生的,因此,它在胃内活性程度最高。已有实验证明,胃蛋白酶原在pH值大于6的弱酸环境中也可以转化为活性状态[28]。另外,Johnston也提出一种假说,即在反流过程中,胃蛋白酶可以黏附于喉黏膜,并通过一种新颖而特殊的机制造成黏膜损害[29]。他的研究结果显示,已灭活的胃蛋白酶被食管外组织内吞摄取,一旦进入细胞,即可被重新激活,并导致线粒体和细胞内的损伤。

3. 上气道咳嗽综合征

上气道咳嗽综合征(upper airway cough syndrome,UACS),过去被称为鼻后滴漏综合征,是慢性咳嗽最常见的病因[30]。鼻后滴漏这个说法之所以不被采纳,是因为高达20%的UACS患者并没有察觉或自述黏液反流到上呼吸道[31]。事实上,慢性咳嗽可能是UACS的唯一症状。对于健康人而言,鼻窦分泌物流向咽部是正常的生理过程,单靠鼻涕倒流不足以解释慢性咳嗽的机制。

UACS的定义仍然存在争议。美国胸科医师学会将其定义为一种与上呼吸道病变相关的慢性咳嗽。如前所述,UACS包括鼻后滴漏在内的各种症状,因此使用了"综合征"一词。由于UACS没有客观的检测依据,准确诊断比较困难,最终仍需依据治疗效果来明确。而且,鼻后滴漏病因可能是多因素的,如LPR、过敏和环境因素等导致的炎性渗出,因此,许多人认为它是一种症状,而不是一种独立的疾病[32~34]。

4. 慢性支气管炎

慢性支气管炎和肺气肿是慢性阻塞性肺病(chronic obstructive pulmonary disease, COPD)持续发展的不同阶段。肺气肿是指由于肺泡壁变薄,肺泡腔扩大,无效腔增加后患者出现呼吸急促。慢性支气管炎是指咳嗽持续至少3个月,并连续发作至少2年[35]。由于很多患者同时具有慢性支气管炎和肺气肿的特征,所以统称为COPD。

主动或被动吸烟都是影响慢性支气管炎病情进展的主要危险因素。因此与这种情形有关的咳嗽,俗称"吸烟者的咳嗽"[20]。烟草中的毒素会引起吸烟者小支气管的炎症,出现杯状细胞分泌物增加和纤毛功能降低,这两种病理状态进而产生不同的损伤并导致咳嗽[36]。值得一提的是,患者戒烟后,呼吸道黏膜上的纤毛层逐渐恢复功能,将肺部分泌物从下段气管-支气管树排到上气道和喉部。因此在戒烟初期,咳嗽的严重程度和频率可能会短暂加重。

5. 慢性咳嗽的其他原因

虽然GERD/LPR、支气管哮喘和上气道咳嗽综合征是慢性咳嗽最常见的原因,但是临床医师应拓展思路,因为咳嗽还与其他许多病理改变和疾病有关。

有些患者,即使做了大量的检查,也无法找到慢性咳嗽的病因。这种情况可归为特发性咳嗽、不明原因咳嗽、难治性咳嗽、顽固性咳嗽或病毒感染后迷走神经咳嗽[37]。无论使用何种命名,都是一种排除性诊断。目前有较多证据显示,传统pH值检测常常忽略非酸反流对近端食管和咽喉的影响,而目前下咽-食管多通道腔内阻抗联合双pH值监测可以减少反流性咳嗽的漏诊[38,39]。

四、病　　史

由于长期咳嗽以及由此产生的挫败感会导致患者在病史询问时无法提供完整可靠

的资料,这种情况在临床上并不少见。询问病史应关注慢性咳嗽最常见的原因,但对少见的病因也要有清醒的认识。

详尽询问病史和仔细查体对所有患者的咳嗽评估至关重要。在对咳嗽进行鉴别诊断时,最重要的内容是咳嗽的持续时间。总的来说,急性咳嗽持续时间少于 3 周,而慢性咳嗽超过 8 周,两者之间为亚急性咳嗽。

询问患者咳嗽的诱因,常见的问题包括:是否接触有毒的气体或香水、空气温度的变化、环境中的变应原和体位变化。由于咳嗽有诸多病因,适当的诱因询问可以减少误诊。例如,患者在进食后和卧位时咳嗽加重,诊断咽喉反流性疾病比哮喘的可能性更大[40,41]。

仔细追问有无特应性疾病的家庭和个人史,有助于变应性鼻炎、哮喘或 UACS 的诊断,这为临床治疗提供了可靠的依据。

1. 药物综述

血管紧张素转化酶抑制剂(angiotensin-converting-enzyme inhibitors, ACEI)是一类可替代 β 受体阻滞剂和利尿剂的一线抗高血压药物。文献报道服用 ACEI 的患者慢性咳嗽的发生率为 2%~33%[42~44]。美国每年共计开出 1.62 亿张 ACEI 处方,因此,即使采用最保守的患病率估计,继发的慢性咳嗽患者数量也是相当庞大的[45]。最新的前瞻性研究显示,因咳嗽而就诊的患者中有 1%~3% 服用了 ACEI[46~48]。值得注意的是,患者在使用 ACEI 期间随时都可能出现咳嗽,即使在使用多年后都没有出现咳嗽的情况下。并且这种咳嗽不是剂量依赖性的[49]。缓解咳嗽的唯一有效方法是完全停止用药[50]。ACEI 引起的慢性咳嗽可能在停止治疗后还会持续存在一段时间,因此,在停药几周后才能排除这种病因。

2. 社会史

首次诊治慢性咳嗽患者,询问饮酒史、吸毒史(尤其是吸入性药物)和吸烟史非常重要。这些问题可能会让患者觉得不舒服、敏感和焦虑,因此采集病史要尽量客观而避免主观猜测[49]。

吸烟与肺癌、肺气肿、哮喘、心脏病以及咳嗽等慢性疾病之间的联系众所周知。因此,询问患者病史要量化烟龄、吸烟方式和吸烟支数。吸烟的患者患慢性咳嗽几率是其他人的 3 倍[51],并且多项研究表明暴露在烟雾中的豚鼠对辣椒素的敏感性会增加[52,53]。同样需要引起重视的是被动吸烟和环境中烟草残留,俗称"二手烟"。Iribarren 等对 700 多名不吸烟的患者进行了横断面分析,发现 64% 的患者每周被动吸烟一旦超过 9 小时,慢性咳嗽的发病几率会显著增加[54]。

当然,完整的病史必然包括社会史。不管是主动吸烟还是被动吸烟,都是问诊要点。

而且临床医生也应该采集职业史,比如许多工人常常接触化学刺激物。调查显示10%的新增哮喘是由工作环境暴露直接导致,这凸显问职业史的重要性[55]。

3. 体格检查

头颈部查体不仅是耳鼻咽喉科医生的专长,内科医生在接诊慢性咳嗽患者时也应该进行头颈部的全面检查,况且这也不需要借助于特殊的检查设备。常规检查若发现鼻背上有皱褶或眼眶下出现静脉瘀血,俗称为"过敏性敬礼"和"过敏性眼晕",则应考虑过敏的可能。

喉腔的可视化检查,最常用的设备是软性纤维喉镜,可以提示GERD/LPR的体征。反流体征评分量表(reflux finding score,RFS)是耳鼻咽喉科医生用来评估体征严重程度的一种有效工具,如声门下水肿、红斑和黏液过多[56]。反流症状指数量表(reflux symptom index,RSI)的外部效度验证显示在评价者间和评价者内具有良好的可靠性,但由于其特点仍然是主观的评分,并且对反流没有特异性,因此它主要用于基于病史的诊断[57,58]。软性纤维喉镜检查不仅可用于评估GERD/LPR的病情,而且也有助于诊断存在喉部表现的全身性疾病。结节病通常侵犯声门上区,而声带是喉淀粉样变最常见的沉积部位。韦格纳肉芽肿的病变最常发生在声门下。我们可以用记忆法S-A-W来描述喉的全身性疾病,这种方法可以简便的描述喉部疾病最常见出现的位置在声门上的结节病(sarcoid),声带的淀粉样变性(amyloid),声门下的韦格纳肉芽肿(Wegener granulomatosis)。

将肺部检查排在头颈部检查之后可能会让部分读者心存疑虑。过分强调头颈部检查的确有违常规,毕竟咳嗽的产生与肺的生理功能密切相关。然而肺部体查结果并无特异性。例如呼气性喘鸣是哮喘的特征,但同时也是慢性支气管炎、肺气肿或心力衰竭等疾病的临床表现。

五、辅 助 检 查

1. 影像学

胸部X线片是诊断咳嗽最基本的辅助检查。该检查能及时发现病灶,尤其在怀疑存在恶性肿瘤时。低剂量CT(low-dose computerized tomography,LDCT)比胸部X线片具有更高的分辨率。一项LDCT和胸部X线片进行对比的大型临床试验中,研究者发现年龄在55~74岁之间、年吸烟量为30包且健康状况较好的成年人,LDCT可以早期诊断肿瘤从而降低死亡率[59]。然而,虽然LDCT优势明显,但其较高的假阳性率却限制了其作为常规筛查工具的作用。这些偶发的假阳性使患者不得不再次接受侵入性检查,并增加了额外的费用。肺癌的最佳筛查方法目前仍存在争议，美国癌症协会（American Cancer Society）推荐在肿瘤中心使用高通量 LDCT 对特定患者进行肺癌筛查，以降低检查的假阳性率[60]。

如果经验治疗咳嗽无效，且怀疑存在 UACS，应选择鼻窦 CT。CT 检查如果显示鼻窦黏膜增厚和鼻息肉，可支持 UACS 的假设诊断。与假阳性率更高的磁共振相比，普通 CT 扫描是鼻窦的首选检查方式。但选择鼻窦 CT 扫描时应慎重，主要涉及医疗费用、辐射暴露以及患者病史等问题。如果临床判定为急性鼻窦炎患者，则不需要进行 CT 扫描[61]。

双探针 pH 值监测是诊断 LPR 的金标准，但仍需要与多通道阻抗测试相结合。双探针 pH 值监测的灵敏度为 50%~80%，而阻抗测试可用于诊断非酸反流[62]。

2. 患者调查表

莱切斯特咳嗽问卷（Leicester cough questionnaire，LCQ）是一份经过信度和效度验证的调查表，主要评估与慢性咳嗽相关的生活质量状况[63]。它由 19 个项目组成，分别采用 7 分制的问卷量表，包含社会、躯体和心理三个方面。调查表可以在门诊采集和填写，耗时不到 5 分钟。LCQ 的优点是可重复性和灵敏性，适用于疗效的追踪观察。

咳嗽特异性生活质量问卷（cough-specific quality-of life questionnaire，CQLQ）是美国肺科医师学会发布的另一份问卷[64]。与 LCQ 一样，CQLQ 是一份有效的自我管理问卷，由 28 个项目组成，采用 4 分制量表评分。CQLQ 可用于急慢性咳嗽患者，具有良好的信度和效度。

六、咳嗽的影响

咳嗽是急性上呼吸道感染常见的症状。据统计，在美国每年有 2 700 万人次因咳嗽而就诊，这也是初级保健机构的最常见诊治病种[65]。虽然医生对咳嗽这一症状非常熟悉，但对慢性咳嗽的诊断和治疗仍有挑战。慢性咳嗽估计发病率为 10%~20%[66]。这个发病率可能被低估，因为部分患者并未到医院就诊，原因可能是咳嗽症状轻微，也有可能由于患者已经逐渐接受慢性咳嗽这一种新常态[67]。

1. 经济影响

如前所述，咳嗽是初级医疗机构医生所遇见的最常见症状。一份近 20 年的报告估计，美国每年在止咳含片上的花费高达 2.5 亿美元，考虑到通货膨胀，这个数字可能会更高[68]。

表 1-2 显示了慢性咳嗽患者常规诊治费用和检查费用明细。需要注意的是，所列的检查项目主要针对常见病因的咳嗽，而病情特别复杂或者对常规治疗效果不佳的患者，肯定会产生更多的医疗费用。

表 1-2　难治性慢性咳嗽患者的非医保检查常规项目

项目	费用
诊断性检查	
胸部 X 线片	$268.00
鼻窦 CT	$2 581.00
食管钡餐	$1 496.00
常规检查	
变态反应测试	$242.00
pH 值阻抗检查	$2 595.00
肺功能测定	$537.00
诊查费	
初级诊疗	
耳鼻咽喉科	
呼吸内科	$2 690.00
变态反应科	
消化内科	
总费用	$10 409.00

备注:费用因区域而异,本表依据人口总数为 250 000 的美国中部大城市估计值制定[69]

2. 生活质量

如果仅把慢性咳嗽作为一个学术问题来研究,会掩盖咳嗽对患者造成的危害。对于那些病因不明的患者,慢性咳嗽会让患者生理和心理受到双重打击。即使咳嗽病因已经明确,考虑到慢性咳嗽受多因素影响而且病机复杂,患者治疗数月甚至数年的并不少见。

在 Ford 公司及其相关机构随机抽取的 4 000 多名受访者的横断面调查中,12% 的受访者自述患有慢性咳嗽。而在这些患者中,7% 的患者诉咳嗽至少对 1 周的日常生活(activities of daily living,ADL)产生不利影响,而 3% 患者诉咳嗽对每天的日常生活有影响[70]。夜间慢性咳嗽会导致严重的睡眠中断,这种睡眠剥夺会使患者白天疲倦、萎靡不振、注意力不集中,并影响工作和个人生活。

即使咳嗽没有导致功能受损,但从大量研究中得出的结论证实,至少患者生活质量会有所下降。特别强调的是,医生需要关注慢性咳嗽患者的抑郁症状。为了避免非自主的咳嗽发作,患者会自觉或不自觉地发现自己被社会孤立。这种情形常常发生在低噪音环境中,如音乐厅、电影院和教堂,这些场景更容易引起患者焦虑。咳嗽既是清除病原体的正常防御机制,也是机体对急性病毒感染的正常反应,然而人们常常有种错误的观念,即接触慢性咳嗽患者会导致传染病的播散。患者的朋友和同事在社会活动中也会询问患者的咳嗽情况,即使没有恶意,后者也会感到难堪,而这种情况并不少见。考虑到慢性咳嗽有许多伴随症状,患者认为自己是不健康的状态。

Hulme 等对咳嗽有关的心理因素进行研究[71]。该研究采用咳嗽专科治疗的咳嗽患者和非咳嗽患者进行横断面调查,指标包括疾病认知、焦虑、抑郁、疲劳和整体健康状况等方面。结果发现慢性咳嗽患者的焦虑、抑郁、疲劳和全身躯体症状有所加重。McGarvey 等对 100 名在咳嗽专科就诊的初治患者的抑郁状况进行调查[72]。患者登记时,采用经过验证的多项目调查表评估抑郁症状,并结合主观咳嗽评分,治疗 3 个月后再次评估。随访发现患者主观咳嗽症状和抑郁指数均有显著改善,提示慢性咳嗽与抑郁之间存在因果关系。

七、思 维 拓 展

治疗慢性咳嗽需要多学科合作

大部分慢性咳嗽是由多种病因所引起的,因此挑战难治性慢性咳嗽的治疗也需要跨学科的合作。由于慢性咳嗽最常见的原因是支气管哮喘、GERD/LPR 和 UACS,因此有必要考虑呼吸内科、消化内科、耳鼻咽喉科、变态反应科等各科医师的意见并进行综合判断。详细描述运用行为干预治疗慢性咳嗽的文献不多,但这些研究显示言语 - 语言病理学治疗对难治性慢性咳嗽是有效的。因此,我们建议专家团队成员应包括言语 - 语言病理学家(speech-language pathologist,SLP)。Soni 等发现 50% 的慢性咳嗽患者对综合治疗反应欠佳,借鉴专业喉科诊疗模式并结合言语 - 语言病理学行为管理,85% 的患者咳嗽症状消失或几乎消失[73]。平均而言,患者咳嗽减轻需要 2 个治疗周期,症状完全消失需要治疗 6.5 个月。在慢性咳嗽就诊人群中,如果患者因病情改善而变得积极乐观,并且能够耐受他们的躯体症状,此时还需要考虑治疗效果是否源自安慰剂效应。为了解决这一问题,Vertigan 等进行了一项随机单盲研究,该研究比较了言语 - 语言病理学和安慰剂干预对药物治疗效果不佳的慢性咳嗽患者的影响[74]。治疗组除了对慢性咳嗽患者进行了健康教育外,还要求常规教会其咳嗽控制技术、噪音保健知识,并提供相关的咨询,而安慰剂组患者只接受常规健康生活方式教育。虽然两组患者在呼吸、发声和减轻症状方面均有改善,但治疗组患者的改善更为显著。

在作者所在的嗓音中心,言语 - 语言病理学家就参与了慢性咳嗽患者初诊时的病情评估。

八、本章要点

1. 慢性咳嗽定义为持续咳嗽超过 8 周的咳嗽。
2. 详尽的病史询问和仔细的体格检查是评估慢性咳嗽的首要条件。
3. 咳嗽持续时间的评估对慢性咳嗽的鉴别诊断是必不可少的。
4. 最常见的咳嗽病因包括哮喘、GERD/LPR 和 UACS。
5. 咳嗽的病因往往是多因素的。
6. 确定患者是否在应用 ACEI 类药物,如是应酌情停止应用并选择替代药物。
7. 所有慢性咳嗽患者应常规进行胸部 X 线片检查。
8. 咳嗽是初级医疗机构就医的最常见原因。
9. 诊断咳嗽相关的检查费用较高,可能会加重患者的经济负担。
10. 慢性咳嗽会严重影响患者的生活质量。

(译者 邓建洪 周立)

参 考 文 献

1. Cough. In: *Merriam-Webster.com.* http://www.merriam-webster.com/dictionary/ cough. Accessed March 8, 2018.
2. War T. Cause of death for patients with spinal cord injuries. *Arch Intern Med.* 1989;149:1761–1766.
3. Morice A, McGarvey L, Pavord I. Recommendations for the management of cough in adults. *Thorax.* 2006;61(suppl 1), i1–i24.
4. Irwin RS, Baumann MH, Bolser DC, et al. Diagnosis and management of cough executive summary: ACCP evidence-based clinical practice guidelines. *Chest.* 2006;129(suppl 1):1S–23S.
5. Reflex. In: *Merriam-Webster.com.* http://www.merriam-webster.com/dictionary/ reflex. Accessed March 8, 2018.
6. Widdicombe J, Fontana G. Cough: what's in a name? *Eur Respir J.* 2006;28(1): 10–15.
7. Sharpey-Schafer EP. Effects of coughing on intrathoracic pressure, arterial pressure and peripheral blood flow. *J Physiol.* 1953;122(2):351–357.
8. Comroe J. Special acts involving breathing. *Physiology of Respiration: An Introductory Text.* Chicago, IL: Yearbook Medical Publishers; 1974.
9. Ricco MM, Kummer W, Biglari B, Myers AC, Undem BJ. Interganglionic segregation of distinct vagal afferent fibre phenotypes in guinea-pig airways. *J Physiol.* 1996;496(Pt 2):521–530.
10. Mazzone SB, Canning BJ. Synergistic interactions between airway afferent nerve subtypes mediating reflex bronchospasm in guinea pigs. *Am J Physiol Regul Integr Comp Physiol.* 2002;283(1):R86–R98.

11. Korpás J, Tatár M. The expiration reflex during ontogenesis in the rat. *Physiol Bohemoslov.* 1975;24(3):257–261.

12. Ciba Foundation Symposium. *Breathing: Hering-Breuer Centenary Symposium:* 233.

13. Canning BJ, Chang AB, Bolser DC, et al; CHEST Expert Cough Panel. Anatomy and neurophysiology of cough: Chest Guideline and Expert Panel report. *Chest.* 2014;146(6):1633–1648.

14. Widdicombe JG. Receptors in the trachea and bronchi of the cat. *J Physiol.* 1954; 123(1):71–104.

15. Groneberg DA, Niimi A, Dinh QT, et al. Increased expression of transient receptor potential vanilloid-1 in airway nerves of chronic cough. *Am J Respir Crit Care Med.* 2004;170(12):1276–1280.

16. Coleridge JC, Coleridge HM. Afferent vagal C fibre innervation of the lungs and airways and its functional significance. *Rev Physiol Biochem Pharmacol.* 1984; 99:1–110.

17. Irwin RS, Boulet LP, Cloutier MM, et al. Managing cough as a defense mechanism and as a symptom: a consensus panel report of the American College of Chest Physicians. *Chest.* 1998;114(2):133S–181S.

18. Yunginger JW, Reed CE, O'Connell EJ, Melton 3rd LJ, O'Fallon WM, Silverstein MD. A community-based study of the epidemiology of asthma. Incidence rates, 1964–1983. *Am Rev Respir Dis.* 1990;146(4):888–894.

19. Bousquet J, Chanez P, Lacoste JV, et al. Eosinophilic inflammation in asthma. *N Engl J Med.* 1990;323(15):1033–1039.

20. Gibson PG, Dolovich J, Denburg J, Ramsdale EH, Hargreave FE. Chronic cough: eosinophilic bronchitis without asthma. *Lancet.* 1989;1(8651):1346–1348.

21. Brightling CE, Ward R, Goh KL, Wardlaw AJ, Pavord ID. Eosinophilic bronchitis is an important cause of chronic cough. *Am J Respir Crit Care Med.* 1999;160(2): 406–410.

22. Brightling CE, Symon FA, Birring SS, Bradding P, Wardlaw AJ, Pavord ID. Comparison of airway immunopathology of eosinophilic bronchitis and asthma. *Thorax.* 2003;58(6):528–532.

23. Koufman JA. The otolaryngologic manifestations of gastroesophageal reflux disease (GERD): a clinical investigation of 225 patients using ambulatory 24-hour pH monitoring and an experimental investigation of the role of acid and pepsin in the development of laryngeal injury. *Laryngoscope,* 1991;101(S53):1–78.

24. Koufman JA, Aviv JE, Casiano RR, Shaw GY. Laryngopharyngeal reflux: position statement of the committee on speech, voice, and swallowing disorders of the American Academy of Otolaryngology-Head and Neck Surgery. *Otolaryngol Head Neck Surg.* 2002;127(1):32–35.

25. Johnson, LF, Demeester TR. Twenty-four-hour pH monitoring of the distal esophagus. *Am J Gastroenterol,* 1974;62(4):325–332.

26. DeMeester TR, Wang CI, Wernly JA, et al. Technique, indications, and clinical use of 24 hour esophageal pH monitoring. *J Thorac Cardiovasc Surg.* 1980;79(5): 656–670.

27. Barry DW, Vaezi MF. Laryngopharyngeal reflux: more questions than answers. *Cleve Clin J Med.* 2010;77(5):327–334.

28. Ludemann JP, Manoukian J, Shaw K, Bernard C, Davis M, al-Jubab A. Effects of simulated gastroesophageal reflux on the untraumatized rabbit larynx. *J Otolaryngol.* 1998;27(3):127–131.

29. Johnston N, Yan JC, Hoekzema CR, et al. Pepsin promotes proliferation of laryngeal and pharyngeal epithelial cells. *Laryngoscope*. 2012;122(6):1317–1325.

30. Pratter MR. Chronic upper airway cough syndrome secondary to rhinosinus diseases (previously referred to as postnasal drip syndrome): ACCP evidencebased clinical practice guidelines. *Chest*. 2006;129(suppl 1):63S–71S.

31. Pratter MR, Bartter T, Akers S, DuBois J. An algorithmic approach to chronic cough. *Ann Intern Med*. 1993;119(10):977–983.

32. Morice AH. Post-nasal drip syndrome—a symptom to be sniffed at? *Pulm Pharmacol Ther*. 2004;17(6):343–345.

33. O'Hara J, Jones N. "Post-nasal drip syndrome": most patients with purulent nasal secretions do not complain of chronic cough. *Rhinology*. 2006;44(4):270– 273.

34. Sanu A, Eccles R. Postnasal drip syndrome. Two hundred years of controversy between UK and USA. *Rhinology*. 2008;46(2):86.

35. Kim V, Criner GJ. Chronic bronchitis and chronic obstructive pulmonary disease. *Am J Respir Crit Care Med*. 2013;187(3):228–237.

36. Hogg JC. Pathophysiology of airflow limitation in chronic obstructive pulmonary disease. *Lancet*. 2004;364(9435);709–721.

37. Gibson P, Wang G, McGarvey L, Vertigan AE, Altman KW, Birring SS. Treatment of unexplained chronic cough: chest guideline and expert panel report. *Chest*. 2016;149(1):27–44.

38. Hoppo T, Komatsu Y, Jobe BA. Antireflux surgery in patients with chronic cough and abnormal proximal exposure as measured by hypopharyngeal multichannel intraluminal impedance. *JAMA Surgery*. 2013;148(7):608–605.

39. Zerbib F, Roman S, Ropert A, et al. Esophageal pH-impedance monitoring and symptom analysis in GERD: a study in patients off and on therapy. *Am J Gastroenterol*. 2006;101(9):1956.

40. Hamilton JW, Boisen RJ Yamamoto DT, Wagner JL, Reichelderfer M. Sleeping on a wedge diminishes exposure of the esophagus to refluxed acid. *Dig Dis Sci*. 1988;33(5);518–522.

41. Khoury RM, Camacho-Lobato L, Katz PO, Mohiuddin MA, Castell DO. Influence of spontaneous sleep positions on nighttime recumbent reflux in patients with gastroesophageal reflux disease. *Am J Gastroenterol*. 1999;94(8):2069.

42. Fox AJ, Lalloo UG, Belvisi MG, Bernareggi M, Chung KF, Barnes PJ. Bradykinin– evoked sensitization of airway sensory nerves: a mechanism for ACE–inhibitor cough. *Nat Med*. 1996;2(7):814.

43. Choudry NB, Fuller RW, Pride NB. Sensitivity of the human cough reflex: effect of inflammatory mediators prostaglandin E2, bradykinin, and histamine. *Am Rev Respir Dis*. 1989;140(1):137–141.

44. Nichol G, Nix A, Barnes PJ, Chung KF. Prostaglandin F2 alpha enhancement of capsaicin induced cough in man: modulation by beta-2 adrenergic and anticholinergic drugs. *Thorax*. 1990;45(9):694–698.

45. Health I. Top therapeutic classes by U.S. dispensed prescriptions. http://www.imshealth. com/deployedfiles/imshealth/%20U.S.RXs.pdf. Published 2016. Accessed March 11, 2018

46. Irwin RS, Curley FJ, French CL. Chronic cough. The spectrum and frequency of causes, key components of the diagnostic evaluation, and outcome of specific therapy. *Am Rev Respir Dis*. 1990;141(3):640–647.

47. Smyrnios NA, Irwin RS, Curley FJ. Chronic cough with a history of excessive sputum production: the spectrum and frequency of causes, key components of the diagnostic evaluation, and outcome of specific therapy. *Chest.* 1995;108(4): 991–997.

48. Mello CJ, Irwin RS, Curley FJ. Predictive values of the character, timing, and complications of chronic cough in diagnosing its cause. *Arch Intern Med.* 1996; 156(9):997–1003.

49. Israili ZH, Hall WD. Cough and angioneurotic edema associated with angiotensin-converting enzyme inhibitor therapy: a review of the literature and pathophysiology. *Ann Intern Med.* 1992;117(3):234–242.

50. Dicpinigaitis PV. Angiotensin-converting enzyme inhibitor-induced cough: ACCP evidence-based clinical practice guidelines. *Chest.* 2006;129(1):169S–173S.

51. Zemp E, Elsasser S, Schindler C, et al. Long-term ambient air pollution and respiratory symptoms in adults (SAPALDIA study). The SAPALDIA Team. *Am J Respir Crit Care Med.* 1999;159(4 pt 1):1257–1266.

52. Lewis CA, Ambrose C, Banner K, et al. Animal models of cough: literature review and presentation of a novel cigarette smoke-enhanced cough model in the guinea-pig. *Pulm Pharmacol Ther.* 2007;20(4):325–333.

53. Bergren DR. Chronic tobacco smoke exposure increases cough to capsaicin in awake guinea pigs. *Respir Physiol.* 2001;126(2):127–140.

54. Iribarren C, Friedman GD, Klatsky AL, Eisner MD. Exposure to environmental tobacco smoke: association with personal characteristics and self reported health conditions. *J Epidemiol Community Health.* 2001;55(10):721–728.

55. Kogevinas M, Zock JP, Jarvis D, et al. Exposure to substances in the workplace and new-onset asthma: an international prospective population-based study (ECRHS-II). *Lancet.* 2007;370(9584):336–341.

56. Belafsky, PC, Postma GN, Koufman JA. The validity and reliability of the reflux finding score (RFS). *Laryngoscope.* 2001;111(8):1313–1317.

57. Ivey CM, Welge J, Steward DL. Validation of the reflux finding score (RFS) for chronic laryngopharyngitis. *Otolaryngol Head Neck Surg.* 2004;131(2):P131.

58. Branski RC, Bhattacharyya, N, Shapiro J. The reliability of the assessment of endoscopic laryngeal findings associated with laryngopharyngeal reflux disease. *Laryngoscope.* 2002;112(6):1019–1024.

59. Team NLSTR. The national lung screening trial: overview and study design. *Radiology.* 2011;258(1):243–253.

60. Wender R, Fontham ET, Barrera Jr E, et al. American Cancer Society lung cancer screening guidelines. *CA Cancer J Clin.* 2013;63(2):106–117.

61. Rosenfeld RM, Piccirillo JF, Chandrasekhar SS, et al. Clinical practice guideline (update): adult sinusitis. *Otolaryngol Head Neck Surg.* 2015;152(suppl 2);S1–S39.

62. Postma GN. Ambulatory pH monitoring methodology. *Ann Otol Rhinol Laryngol Suppl.* 2000;184;10–14.

63. Birring SS, Prudon B, Carr AJ, Singh SJ, Morgan MD, Pavord ID. Development of a symptom specific health status measure for patients with chronic cough: Leicester Cough Questionnaire (LCQ). *Thorax.* 2003;58(4):339–343.

64. French CT, Irwin RS, Fletcher KE, Adams TM. Evaluation of a cough-specific quality-of-life questionnaire. *Chest.* 2002;121(4):1123–1131.

65. Woodwell D. National ambulatory medical care survey: 1998 outpatient department summary. *Adv Data.* 2000;317:1–23.

66. Barbee RA, Halonen M, Kaltenborn WT, Burrows B. A longitudinal study of respiratory symptoms in a community population sample. Correlations with smoking, allergen skin-test reactivity, and serum IgE. *Chest.* 1991;99(1):20–26.

67. Chung KF, Pavord ID. Prevalence, pathogenesis, and causes of chronic cough. *Lancet.* 2008;371(9621):1364–1374.

68. Kauffmann F, Varraso R. The epidemiology of cough. *Pulm Pharmacol Ther.* 2011; 24(3):289–294.

69. Health, F. Estimate Health Care Expenses 2017. http://www.fairhealthconsu mer.org. Accessed March 11, 2018.

70. Ford AC, Forman D, Moayyedi P, Morice AH. Cough in the community: a cross sectional survey and the relationship to gastrointestinal symptoms. *Thorax.* 2006;61(11):975–979.

71. Hulme K, Deary V, Dogan S, Parker SM. Psychological profile of individuals presenting with chronic cough. *ERJ Open Res.* 2017;3(1):00099–2016.

72. McGarvey LP, Carton C, Gamble LA, et al. Prevalence of psychomorbidity among patients with chronic cough. *Cough.* 2006;2:4.

73. Soni RS, Ebersole B, Jamal N. Treatment of chronic cough: Single-institution experience utilizing behavioral therapy. *Otolaryngol Head Neck Surg.* 2017; 156(1):103–108.

74. Vertigan AE, Theodoros DG, Gibson PG, Winkworth AL. Efficacy of speech pathology management for chronic cough: a randomised placebo controlled trial of treatment efficacy. *Thorax.* 2006;61(12):1065–1069.

第二章

咳嗽变异性哮喘及相关疾病

一、概　　述

哮喘是引起慢性咳嗽的最常见病因之一,24%~29% 非吸烟患者的慢性咳嗽症状是由哮喘引起的[1~3]。哮喘通常表现为咳嗽、喘息、气短和胸闷。但部分患者以咳嗽为主要或唯一的症状[4],被称为咳嗽变异性哮喘。在咳嗽专科门诊,咳嗽变异性哮喘占就诊量的 30% 左右[5,6]。本章节将围绕哮喘的诊断和治疗展开讨论,并重点讲述咳嗽变异性哮喘这一表型。

二、生　理　学

"asthma(哮喘)"一词来源于希腊语词根"ασθμανω",原意为气喘吁吁或呼吸困难[7]。后来,这一术语被用于描述一种异质性的气道炎症性疾病,其主要病理特征为气道壁炎症、气道上皮脱落、上皮下胶原沉积、杯状细胞增生伴黏液分泌增多和平滑肌肥大增生;生理上表现为可变性气流受限和持续性气道高反应性。哮喘又可分为多个亚型(或临床表型),包括特应性哮喘、中性粒细胞性哮喘、运动诱发的支气管收缩(exercise-induced bronchoconstriction,EIB)、肥胖性哮喘、哮喘 - 慢性阻塞性肺病重叠综合征(asthma-chronic obstructive pulmonary disease overlap syndrome,ACOS)、职业性哮喘、阿司匹林加重呼吸道疾病(aspirin-exacerbated respiratory disease,AERD)、难治性哮喘以及咳嗽变异性哮喘等。尽管每种亚型都有不同的病理学特征,但它们都具有哮喘的主要特征,即可变性呼气气流受限(临床症状为不同程度的咳嗽、喘息、气短和 / 或胸闷)。

哮喘的急性气道阻塞是由气道平滑肌收缩和支气管炎症共同引起的。气道狭窄加上气道炎症介质的释放,触发位于气道的咳嗽受体,刺激咳嗽反射。很多环境因素可以诱发支气管收缩,如吸入性变应原、刺激性物质、呼吸道感染、冷空气和 β 受体拮抗剂等药物。哮喘患者的气道平滑肌细胞间可能有活化的肥大细胞浸润[8,9],导致气道平滑肌体积增大并且加重了气道高反应性。变应原诱发的气道狭窄是支气管收缩的最常见原因之一,其主要发病机制是 IgE 介导的肥大细胞脱颗粒,释放组胺、类胰蛋白酶、白三烯和前列腺素[10]。这些肥大细胞来源的炎症介质直接作用于气道平滑肌细胞,使其收缩,并促进嗜酸性粒细胞等炎症细胞浸润。

哮喘的气道炎症是由肥大细胞、Th1 型辅助细胞(Th1)和 Th2 型辅助细胞(Th2)的活化导致的。Th2 细胞活化后可释放细胞因子白介素 -4(IL-4)、白介素 -5(IL-5)和白介素 -13(IL-13),这些细胞因子反过来又促进骨髓生成并释放嗜酸性粒细胞。气道嗜酸性粒细胞增多是哮喘炎症循环的一个主导因素。但越来越多的证据显示,在部分糖皮质激素抵抗型哮喘患者中,气道和痰液中的中性粒细胞也起到了重要作用。

伴随着持续性的气道炎症,哮喘患者的气道上皮黏液分泌增多,黏液栓塞气道,黏膜、黏膜下和外膜水肿。黏液栓塞、气道水肿、上皮下纤维化、平滑肌肥大和增生可导致永久性的气道结构改变,即气道重塑。重塑后的气道可进一步发展成为类似于慢性阻塞性肺病的永久性阻塞,此时传统的治疗方法收效甚微。

有趣的是,哮喘引起咳嗽的机制可能与上述气道高反应性的病理生理学特点有所不同。咳嗽变异性哮喘患者的咳嗽反射呈高敏状态,但其气道对乙酰甲胆碱的反应性弱于典型的哮喘[11,12]。

三、临 床 表 现

在大约 2 600 万美国哮喘患者中(占总人口的 8.4%),超过 75% 的患者初发于儿童时期,主要表现为咳嗽、喘息、胸闷或频繁的支气管炎[13]。持续性咳嗽是儿童哮喘的常见临床表现。在青春期,哮喘症状可能经历一段潜伏期,之后部分患者痊愈,其余患者复发。贫困阶层、女性、黑种人和波多黎各人的哮喘患病率更高[14],可能是遗传、环境和社会经济因素共同影响的结果。

哮喘的典型表现为不同程度的咳嗽、喘息、胸闷或气短,且吸入支气管扩张剂后症状可缓解。由于支气管痉挛的可变性,哮喘患者在就诊时常常无症状(包括无咳嗽)。但经过全面的病史询问和采集,发现一些常见的诱因,包括上气道感染、运动、环境中的变应原(如尘螨、季节性花粉、动物皮屑、蟑螂、老鼠、霉菌和工作环境中的变应原暴露)、激烈的情绪、冷空气、烟雾和刺激性的气味等可诱发症状。一小部分成年哮喘患者在服用阿司匹林或其他非甾体抗炎药后会诱发症状,且常伴发鼻部症状和 / 或鼻息肉,在临床上被称为阿司匹林不耐受三联征。

虽然很多患者有典型的咳嗽、气喘、胸闷和气短症状,但是如上文所述,还有一部分患者表现为咳嗽变异性哮喘(或咳嗽为主的哮喘)。这些患者通常没有气喘、胸闷和呼吸困难,但其咳嗽反射敏感性增高,多表现为干咳或少量咳痰。纵向研究发现,随着时间变化,接近 33% 的咳嗽变异性哮喘患者最终会出现哮喘典型的喘息症状[15,16]。

四、诊　　断

哮喘的诊断标准为:临床病史提示哮喘,排除其他可能的疾病,肺通气试验显示可逆的气流受限,以及症状可在抗哮喘治疗后缓解。阵发性的咳嗽、喘息和气短也可见于其他疾病,因此鉴别诊断非常重要。需鉴别的常见疾病包括反复发作的肺部感染、胃食管反流、慢性鼻窦炎和季节性过敏症;少见疾病包括声带矛盾运动障碍、嗜酸性肉芽肿性多血管炎、急性或慢性嗜酸性粒细胞肺炎、过敏性支气管肺曲霉病、过敏性肺炎以及伴嗜酸性粒细胞增多的感染,如线虫或丝虫感染。本节将重点讲述可用于哮喘鉴别诊断的方法。

1. 肺量计检测

肺量计是应用最广泛的肺功能检测方法,医生可通过此检测评估患者是否存在阻塞性肺疾病。检测时,指导患者最大程度地吸气后,快速用力地将所有气体呼进肺量计内。肺量计测量第 1 秒用力呼气容积(forced expiratory volume in the first second, FEV_1)和用力肺活量(forced vital capacity, FVC)。两者的比值(FEV_1/FVC)小于 0.7 时即诊断气流受限。考虑到 FEV_1/FVC 受年龄因素的影响,更准确的气流阻塞定义为 FEV_1/FVC 小于正常值低限,即低于正常人群测量值第 5 百分位的 95% 置信区间。气流受限的严重程度由 FEV_1 占预计值的百分比来表示。例如,如果 FEV_1 是 3L(占预计值的 75%),FVC是 5L(占预计值的 95%),此时 FEV_1/FVC 等于 0.6,表示患者存在气流受限,而 FEV_1 占预计值的 75% 表示患者气流受限的程度为轻度。

气流阻塞也可通过流量 - 容积环中典型的铲状、凹形的呼气曲线来识别(图 2-1)。顾名思义,流量 - 容积环是用来展示呼气(或吸气)时气体容积和气流速率关系的曲线图。

2. 支气管舒张试验和支气管激发试验

在哮喘的诊断中,评估气流受限的可变性非常重要。可变性可表现为症状在病程中的变化,以及在支气管舒张试验或支气管激发试验中气流受限的变化[17]。

患者经肺量计确诊气流受限后(FEV_1/FVC 小于 0.7),立即或间隔一段时间给予其支气管舒张剂,如果 FEV_1 明显改善,就可以判断气流受限是可变的。支气管舒张试验即在肺量计试验后让患者吸入 2~4 喷(或雾化吸入)短效支气管舒张剂,10~15 分钟后再重复试验。如果 FEV_1 较前改善 12% 以上且绝对值升高 200ml 以上,即为支气管舒张试验阳性。因目前并没有公认的诊断阈值,有些实验室用 FEV_1 改善 15% 或 20% 作为诊断哮喘的阈值。极少数哮喘患者可能出现支气管舒张试验假阴性的情况(FEV_1 改善小于 12% 或绝对值增加不足 200ml)。这种情况不在本章的讨论范畴。

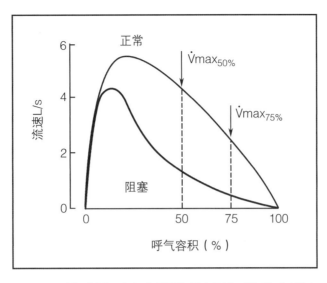

图 2-1　呼气流量 - 容积曲线图[最大用力呼气流速(纵坐标)与呼气容积(横坐标)的函数]
细黑线表示正常人群估计值;粗黑线表示有哮喘等阻塞性肺病患者的呼气流量 - 容积曲线。$\dot{V}max_{50\%}$ 和 $\dot{V}max_{75\%}$ 分别指呼出肺活量 50% 和 75% 气流容积时的最大呼气流量。

如果一个疑似哮喘患者的肺通气功能试验结果不支持气流受限(FEV_1/FVC 大于 0.7),此时可行支气管激发试验来诱发支气管收缩。和正常人群相比,哮喘患者对气道刺激物的反应更敏感,因此在激发试验中其 FEV_1 会明显下降。多种刺激物可用于激发试验,例如乙酰甲胆碱、甘露醇、运动刺激以及吸入干冷空气。其中乙酰甲胆碱激发试验是目前公认的金标准。乙酰甲胆碱是神经递质乙酰胆碱的类似物。试验时患者依次吸入递增浓度的乙酰甲胆碱,并在每次吸入后重复肺量计检测(图 2-2)。当患者 FEV_1 下降 20% 或吸入最大浓度乙酰甲胆碱时,试验终止。此时的乙酰甲胆碱浓度被称为激发浓度,即 PC_{20}。若 PC_{20} 大于 16mg/ml,则可排除哮喘;若 PC_{20} 小于 8mg/ml,则提示支气管高反应性,支持哮喘诊断。但不足的是,支气管激发试验诊断的特异度欠佳。超过 5% 的正常人群在吸入乙酰甲胆碱时 FEV_1 也会明显下降(假阳性)。

3. 血清生物标志物和呼出气一氧化氮

目前暂未发现可以诊断哮喘或哮喘诱发慢性咳嗽的血清或呼出气标志物。Th2 型哮喘患者外周血中嗜酸性粒细胞数目和 IgE 水平可能升高,另外呼吸道黏膜中的嗜酸性粒细胞可能增多。但是呼吸道黏膜嗜酸性粒细胞增多不仅见于哮喘,也见于其他一些 Th2 炎症介导的气道疾病,如嗜酸性支气管炎和部分 COPD。黏膜嗜酸性粒细胞数量可通过检测痰液中的嗜酸性粒细胞来粗略估计。一般来说,痰液中嗜酸性粒细胞数目高于或等于 2%~3% 痰液总白细胞数目则提示 Th2 型气道炎症。但是由于目前缺乏统一

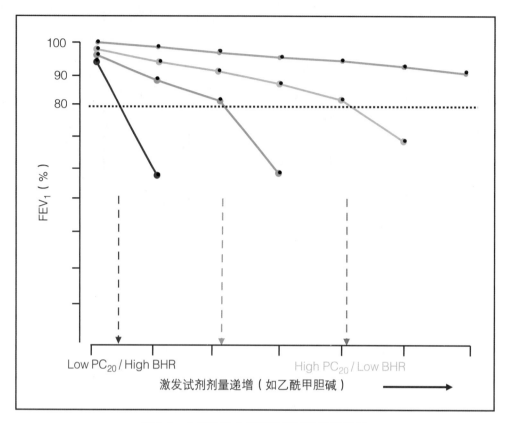

图2-2 4名患者支气管激发试验结果图解

橘色曲线是无气道高反应受试者在递增剂量的支气管激发刺激(如乙酰甲胆碱)下的反应情况(FEV_1占基线水平的百分比),其他三条曲线分别表示三名不同程度支气管高反应性患者的情况。其中深蓝色曲线反应最强烈(PC_{20}最小);淡蓝色曲线反应最轻微(PC_{20}最大)。BHR:bronchial hyperresponsiveness,支气管高反应性;PC_{20}:使FEV_1较基线水平下降20%的乙酰甲胆碱浓度。垂直虚线表示各个曲线中PC_{20}的值(注:各患者FEV_1的初始值均为100%;表示初始FEV_1的点为分开的,仅是为了图像的清晰度)。

的痰液诱导、处理和判断的标准,诱导痰嗜酸性粒细胞数目暂未纳入常规检测。呼出气一氧化氮(fractional exhaled nitric oxide,FeNO)是一种无创的黏膜嗜酸性粒细胞水平的替代指标,在临床中应用更多。呼出气一氧化氮与诱导痰嗜酸性粒细胞数目高度相关。这可能是因为嗜酸性粒细胞性气道炎症导致气道上皮细胞中的诱导型一氧化氮合酶表达上调,进而合成并释放更多的一氧化氮,使得呼出气中一氧化氮浓度升高。一篇近期的荟萃分析显示,用FeNO值判断诱导痰嗜酸性粒细胞数目≥3%的敏感度是66%,特异度是76%[18]。以FeNO>47ppb预测糖皮质激素治疗有效的阴性预测值为89%。另一个研究显示,FeNO升高与糖皮质激素治疗有效的相关性高于肺量计试验、支气管激发试验、峰值流量变化或乙酰甲胆碱气道高反应性与糖皮质激素治疗疗效的相关性[19]。

　　总之,客观检查可辅助排除或确诊哮喘。如果一个咳嗽患者的肺功能正常,同时也没有气流受限的迹象,那么该患者咳嗽的病因就不应考虑哮喘。同样,支气管激发试验阴性排除哮喘的准确率也在 95% 以上。相反,如果咳嗽患者伴有可变性气流受限,那么哮喘可能是其咳嗽的一个原因。此时应按哮喘来治疗,直到患者达到正常(或理想的)肺功能。一般来说,哮喘都对糖皮质激素治疗敏感。如果经口服糖皮质激素治疗后(如泼尼松 40mg/d,使用 1~2 周),咳嗽仍不缓解,基本可以排除哮喘诊断。如果只基于临床表现而不参考客观检查(肺量计检测)就诊断哮喘,则误诊的可能性很大。近期的一项研究纳入了 467 名近 5 年内被诊断为哮喘的成人患者,研究者回顾其医疗记录并进行肺功能试验后发现,有 33% 的患者被误诊为哮喘,其中超过一半的误诊患者在就诊时并没有行肺功能检查[20]。

五、治　疗

典型哮喘和咳嗽变异性哮喘患者的治疗是相似的。控制哮喘的关键是避免诱因、患者自我意识和症状监控、加强医患沟通,以及遵循合理用药原则和正确使用吸入药物[21]。有哮喘症状或慢性咳嗽患者在初次确认可变性气流受限时就应立刻启动治疗。在某些特殊情况下,可以对病史及检查结果提示哮喘的慢性咳嗽患者采用经验性哮喘治疗方案。但是,在可变性气道阻塞尚未确定的情况下,仅凭糖皮质激素治疗有效不能排除其他激素治疗有效的咳嗽疾病,因此不能据此诊断哮喘。

哮喘药物可分为两大类:快速缓解性药物(支气管扩张剂)和控制性药物。详细阐述如下:

1. 快速缓解症状的支气管扩张剂

所有哮喘患者,包括轻症患者,都应常备急救的吸入性药物。吸入性短效 β 肾上腺素能激动剂(short-acting beta-agonists,SABAs,又称短效 β 受体激动剂)可以在 5 分钟之内舒张气道。对于急性支气管收缩,SABAs 可以快速逆转气流受限并缓解咳嗽、喘息、气短和胸闷等症状。

沙丁胺醇是最常用的短效支气管舒张剂,其药效一般在吸入后 30~60 分钟达到峰值,可持续 4~6 小时[22]。医生应嘱哮喘患者在症状急性发作时,立即吸入 2 喷沙丁胺醇,或在已知即将暴露于哮喘诱因前 20~30 分钟吸入药物以预防发作。

沙丁胺醇是左、右旋异构体的外消旋混合物。左旋沙丁胺醇是为了减少沙丁胺醇刺激性不良反应而研制的一种单一异构体制剂。但是,多数研究结果显示,沙丁胺醇和左旋沙丁胺醇的药理作用和副作用无区别。

和按需使用相比,规律使用(如每日 4 次)短效支气管扩张剂对哮喘的预后无改善[23]。而且长期规律使用 SABAs 会使机体对药物的气道保护作用产生耐受。在连续使用沙丁胺醇仅 1 周后,运动前使用沙丁胺醇对预防运动诱发支气管收缩的能力就会大大下降。专家共识认为,如果患者使用 SABAs 来缓解白天哮喘症状的频率大于每周2 次,或用 SABAs 缓解夜间症状的频率大于每月 2 次,那么其治疗方案就应升级,即添加一种长效的控制性药物。

2. 控制性药物

常见的哮喘症状控制性药物见表 2-1。哮喘的长期治疗是根据患者症状控制效果和发作频率,通过分级用药方案的模式来调整的。如果哮喘控制欠佳,治疗方案应升级直至达到哮喘控制满意为止。相反,如果患者哮喘症状控制满意,可考虑降级治疗,以避免过多糖皮质激素暴露。

表 2-1　用于控制哮喘症状的药物

药物	剂型
吸入性糖皮质激素	
倍氯米松	干粉吸入剂
布地奈德	干粉吸入剂,液体雾化
环索奈德	定量吸入剂
氟尼缩松	定量吸入剂
糠酸氟替卡松	干粉吸入剂
丙酸氟替卡松	干粉吸入剂;定量吸入剂和干粉吸入剂
莫米松	定量吸入剂和干粉吸入剂
白三烯调节剂	
孟鲁司特	片剂
扎鲁司特	片剂
齐留通	片剂
长效 β 受体拮抗剂和吸入糖皮质激素合剂	
福莫特罗 + 布地奈德	定量吸入剂
福莫特罗 + 莫米松	定量吸入剂
沙美特罗 + 丙酸氟替卡松	定量吸入剂和干粉吸入剂
维兰特罗 + 糠酸氟替卡松	干粉吸入剂

哮喘第一级治疗是吸入性糖皮质激素(inhaled corticosteroids,ICS),此后可额外添加长效 β 受体激动剂(long-acting beta agonists,LABAs)、白三烯调节剂、生物治疗药物和口服糖皮质激素。其他可用于控制症状和减少发作的治疗还包括长效的毒蕈碱受体拮抗剂[24]、大环内酯类抗生素[25]和支气管热成形术[26]。

3. 吸入性糖皮质激素

吸入性糖皮质激素是哮喘长期治疗方案中的主要药物。如果仅用SABAs无法控制哮喘症状,应首先添加吸入性糖皮质激素。使用吸入性糖皮质激素可抑制哮喘相关咳嗽,并且有利于减少哮喘症状、改善肺功能、改善哮喘相关生活质量和避免哮喘发作,还可以减少哮喘急性加重风险和哮喘相关死亡[27]。此外,在症状加重时甚至可以用4倍常规剂量的吸入性糖皮质激素终止轻中度哮喘恶化[28]。

目前认为吸入性糖皮质激素的作用机制是减轻气道黏膜和黏膜下炎症,尤其是可以抑制肥大细胞、嗜酸性粒细胞、T淋巴细胞和树突状细胞的活化,进而降低FeNO和痰液嗜酸性粒细胞水平[29]。因此FeNO和痰液嗜酸性粒细胞不仅是糖皮质激素疗效的预测指标,也可以被用作评估患者使用糖皮质激素依从性的指标。吸入性糖皮质激素还可以明显抑制杯状细胞增生和支气管高反应性[30,31]。

值得注意的是吸入性糖皮质激素并不能治愈哮喘,只能抑制上述的炎症反应和支气管高反应性。终止吸入糖皮质激素后,FeNO、痰液嗜酸性粒细胞和支气管高反应性可在2周内恢复至治疗前水平[32,33]。

中低剂量吸入性糖皮质激素的副作用很少。部分患者可能会有咽痛、用药时咳嗽、声嘶和咽喉部念珠菌感染。使用储雾罐("带阀门的手持给药器")和吸药后漱口可最大程度避免以上副作用。长期使用高剂量的吸入性糖皮质激素(倍氯米松≥1 000μg/d,或相当剂量)可能导致骨质疏松、眼压升高、白内障以及皮肤青紫。但吸入激素这些不良反应的发生率和严重程度远低于长期应用全身性糖皮质激素。因此,高剂量吸入性糖皮质激素常用于治疗严重持续性哮喘患者。儿童使用吸入性糖皮质激素可能导致生长速率轻微受限,使其成年身高预测值减少1cm。

应用高剂量吸入激素控制严重哮喘时,临床医师应认识到吸入性糖皮质激素治疗作用的局限性。如果用支气管高反应性(PC_{20})作为结局指标,当吸入性糖皮质激素大于670μg/d倍氯米松或相当剂量时,剂量-反应曲线平坦,患者不能得到额外的改善,且药物全身吸收曲线趋于线性。因此,过高剂量的吸入性糖皮质激素引起全身不良反应的弊端可能大于其治疗收益。

4. 长效β受体激动剂

如果单用吸入性糖皮质激素不能控制症状,应加用长效β受体激动剂(LABAs)。LABAs不能在没有应用吸入性糖皮质激素的情况下单独使用。LABAs和吸入性糖皮质激素联用可减少夜间和白天的症状、改善肺功能、降低复发风险,并降低吸入性糖皮质激素的最小维持剂量。

在2017年末,对于LABAs联合吸入性糖皮质激素治疗哮喘提出"黑框警告"。沙美特罗多中心哮喘研究试验(salmeterol multicenter asthma research trial,SMART)曾经发现,随机分配到常规治疗加用沙美特罗组的患者死亡率高于常规治疗加用安慰剂组的患者[34]。随后4个大型临床安全性试验却指出,和单用吸入性糖皮质激素相比,LABAs联合吸入性糖皮质激素不会增加死亡率,反而可以减少哮喘发作[35,36]。

5. 白三烯调节剂

白三烯受体拮抗剂有时可替代吸入性糖皮质激素,在轻度持续性哮喘中作为首选的控制性药物。白三烯调节剂为每天1次或2次的口服片剂,使用方便且副作用少见(主要是情绪改变和低落)。此外,当哮喘严重时,可在吸入激素的基础上加服白三烯调节剂。一项针对咳嗽变异性哮喘患者开展的小型随机安慰剂对照试验指出,白三烯受体拮抗剂扎鲁司特可改善患者咳嗽评分和咳嗽反射的敏感度。另外,伴有吸烟[37]、肥胖[38]或阿司匹林不耐受三联征的哮喘患者[39]使用白三烯调节剂效果可能更佳。但是,目前认为单用白三烯受体拮抗剂对典型哮喘的治疗效果仍然不如吸入性糖皮质激素和激素/LABA联合治疗。

6. 生物治疗

尽管使用了短效β受体激动剂、吸入性糖皮质激素、LABAs和白三烯受体拮抗剂,仍然有10%~20%哮喘患者症状缓解欠佳且反复急性发作。幸运的是,过去10年来,关于哮喘靶向治疗的研究,尤其是针对疾病表型的生物制剂方向研究不断增多。一些单克隆抗体的应用有效改善了难治性哮喘的症状并减少了急性加重的情况。

目前,FDA通过了5种生物制剂。它们主要通过阻断IgE,或者抑制IL-5或IL-4介导的嗜酸性粒细胞增多来达到治疗Th2型特应性哮喘的作用。奥马珠单抗(omalizumab)是一种皮下注射型的IgE拮抗剂(每2~4周给药1次),能够减少特应性哮喘患者25%的急性加重,并且可以改善这部分患者的哮喘相关生活质量、减少每日急救吸入药物使用以及减轻哮喘症状。奥马珠单抗疗治有效的预测指标包括:FeNO值大于19.5ppb,嗜酸性粒细胞大于260个/μl或骨膜素≥50ng/ml[40]。美泊珠单抗(mepolizumab)是一种皮下注射的IL-5拮抗剂(每4周给药1次),可减少嗜酸性粒细胞性重症哮喘患者50%的急性加重,并改善哮喘相关生活质量[41]。对于全身性激素治疗依赖的患者,美泊珠单抗还有助于减少糖皮质激素使用量[42]。治疗前急性加重频次越多和外周血嗜酸性粒细胞数目越高,治疗获益的可能性越大。瑞利珠单抗(reslizumab)是一种静脉应用的IL-5拮抗剂(每4周给药1次,按体重计算剂量),也可以减少嗜酸性粒细胞性哮喘患者约50%的急性加重[43]。贝那珠单抗(benralizumab)是皮下注射型IL-5受体拮抗剂(初始每4周给药1次,3剂后每8周给药1次),可有效减少伴嗜酸性粒细胞性哮喘患者的急性加重,并可减少糖皮质激素使用量[44]。杜皮鲁单抗(dupilumab)是皮下注射型IL-4

受体阻断剂(每2周给药1次),可以减少哮喘急性发作,减少激素使用量,改善肺功能[45]。

7. 支气管热成形术

尽管 FDA 已批准了支气管热成形术用于治疗严重哮喘,但欧洲呼吸学会和美国胸科学会指南仍建议严格限制支气管热成形术的应用,仅允许在国际审核委员会批准的临床试验中使用[46]。支气管热成形术的临床数据较少,目前仅有一些不含假手术组的临床试验和一项包含假手术组的临床试验报道了相关数据[26]。中等证据支持支气管热成形术后第1年哮喘急性加重风险会增加,但此后风险减低[47]。总之,支气管热成形术可用于上述其他治疗均无效的严重哮喘(例如不适合生物治疗或生物治疗失败的患者)。

六、其他引起咳嗽的肺部疾病

当患者胸片正常或无明显异常时,哮喘通常被认为是咳嗽的常见肺源性病因。在很多研究中,慢性支气管炎约占慢性咳嗽病因的 5%[1],但由于吸烟者通常不会因为慢性支气管炎引起的咳嗽就医,实际患病率在总体人群中可能会更高一些。慢性支气管炎主要见于正在吸烟或曾经吸烟的人群,也可见于一些经常暴露于粉尘或烟雾的人群。慢性支气管炎会导致长期咳嗽,并伴有透明或白色黏液痰。

嗜酸性粒细胞性支气管炎是慢性咳嗽的另一常见病因,占专科诊所咳嗽病例的 10%~15%[5]。嗜酸性粒细胞性支气管炎主要表现为咳嗽伴气道上皮嗜酸性粒细胞性炎症,但不伴支气管收缩。慢性咳嗽的其他肺源性病因包括支气管扩张(占慢性咳嗽病因的 4%[1]),间质性肺疾病、支气管内肿瘤(特别是良性肿瘤)和肺癌。长期不明原因咳嗽的患者,如果胸片未能查出病因,就应行胸部 CT 来排除以上肺部疾病。

七、思 维 拓 展

我们不提倡含糊地、不严谨地用"反应性气道疾病"来形容成年人一过性的轻度哮喘。无论伴或不伴哮喘的患者,都可能因为呼吸道感染而出现迁延不愈的咳嗽。非哮喘患者可能出现"支气管炎后咳嗽",并无严重的毛细支气管炎且肺功能正常。哮喘患者则有可变性气流受限和上文所述的其他哮喘病理特点。患者有权知晓自己慢性咳嗽的病因是哮喘、一过性的病毒感染还是其他慢性疾病,而医生应该对此进行正确鉴别。

咳嗽、哮喘和胃食管反流性疾病的相互作用是复杂的。咳嗽和哮喘可能加重食管反流，反之亦然。目前公认咽喉反流和口咽功能障碍合并误吸可能导致持续性咳嗽、哮喘发作、吸入性肺炎和气管损伤。但是低位食管反流是否会加重哮喘，目前仍存在争议。一项临床研究发现用强效抗酸的质子泵抑制剂来治疗无胃肠症状的难治性哮喘，其疗效与安慰剂无异[48]。因此，治疗活动性哮喘时，应当考虑患者是否存在反流症状。如果存在，同时治疗胃肠症状可能更有利于控制哮喘。

八、本章要点

1. 哮喘患者可能仅表现为持续的咳嗽，但不伴其他典型哮喘症状，如喘息、气短和胸闷。

2. 哮喘的诊断可能基于引发咳嗽的特征性诱因，如接触猫狗或基于症状发作的特殊时间点，如运动后几分钟，尤其是在低温环境运动后。

3. 哮喘引起的咳嗽通常会在使用支气管扩张剂、吸入或口服糖皮质激素后缓解。但是，其他病因导致的咳嗽也可能在使用以上药物后缓解。如果哮喘患者吸入激素后症状不缓解，很可能是因为吸药方式不对，而非诊断错误。

4. 诊断哮喘最好依据能显示可变性气流受阻的肺功能检查，如肺量计检查。如果气流受限患者的慢性咳嗽症状可随时间发展而变化，应考虑哮喘可能，例如使用支气管扩张剂后能快速缓解，乙酰甲胆碱或运动刺激后可快速诱发。

5. 不同严重程度的哮喘应按照分级治疗策略采用合适的治疗方案，直到症状控制满意为止。

（译者　孟娟　周立）

参 考 文 献

1. Irwin RS, Curley FJ, French CL. Chronic cough: the spectrum and frequency of causes, key components of the diagnostic evaluation, and outline of specific therapy. *Am Rev Respir Dis*. 1990;141: 640–647.

2. Pratter MR, Bartter, T, Akers S, DuBois J. An algorithmic approach to chronic cough. *Ann Intern Med*. 1993;119:977–983.

3. McGarvey LP, Heaney LG, Lawson JT, et al. Evaluation and outcome of patients with chronic non-productive cough using a comprehensive diagnostic protocol. *Thorax*. 1998;53:738–743.

4. McFadden ER. Exertional dyspnea and cough as preludes to acute attacks of bronchial asthma. *New Engl J Med*. 1975;292:555–559.

5. Brightling CE, Ward R, Goh KL, Wardlaw AJ, Pavord ID. Eosinophilic bronchitis is an important cause of chronic cough. *Am J Respir Crit Care Med*. 1999;160: 406–410.

6. Fujimura M, Ogawa H, Nishizawa Y, Nishi K. Comparison of atopic cough with cough variant asthma: is atopic cough a precursor of asthma? *Thorax*. 2003;58: 14–18.

7. McFadden, ER Jr, Steven JB. History of asthma. In: Middleton E, Reed C, Ellis E, eds. *Allergy: Principles and Practice*. 2nd ed. St. Louis, MO: C V Mosby; 1983: 805–809.

8. Brightling CE, Bradding P, Symon FA, Holgate ST, Wardlaw, AJ, Pavord ID. Mast cell infiltration of airway smooth muscle in asthma. *N Engl J Med*. 2002; 346:1699–1705.

9. Siddiqui S, Mistry V, Doe C, et al. Airway hyperresponsiveness is dissociated from airway wall structural remodelling. *J Allergy Clin Immunol*. 2008;122:335–341.

10. Busse WW, Lemanske Jr RF. Asthma. *N Engl J Med*. 2001;344:350–362.

11. Dicpinigaitis PV. Chronic cough due to asthma. ACCP evidence-based clinical practice guidelines. *Chest*. 2006;129:75S–79S.

12. Komaki Y, Miura M, Takahashi M. Distribution of airway hyperresponsiveness in adult-onset cough-variant asthma: comparison with classic asthma. *Am J Respir Crit Care Med*. 2001;163:A419.

13. Moorman JE, Akinbami LJ, Bailey CM, et al. National Surveillance of Asthma: United States, 2001–2010. National Center for Health Statistics. *Vital Health Stat*. 2012;3(35).

14. Yunginger JW, Reed CE, O'Connell EJ, Melton LJ III, O'Fallon WM, Silverstein MD. A community-based study of the epidemiology of asthma. Incidence rates, 1964–1983. *Am Rev Respir Dis*. 1992;146:888–894.

15. Corrao WM, Braman SS, Irwin RS. Chronic cough as the sole presenting manifestation of bronchial asthma. *N Engl J Med*. 1979;300:633–637.

16. Koh YY, Jeong JH, Park Y, Kim, CK. Development of wheezing in patients with cough-variant asthma during an increase in airway responsiveness. *Eur Respir J*. 1999;14:302–308.

17. National Asthma Education and Prevention Program: Expert panel report 3: Guidelines for the diagnosis and management of asthma. National Heart, Lung, and Blood Institute. Bethesda, MD. (NIH publication no. 08-4051). http://www.nhlbi.nih.gov/guidelines/asthma/asthgdln.htm. Published 2007.

18. Korevaar DA, Westerhof GA, Wang J, et al. Diagnostic accuracy of minimally invasive markers for detection of airway eosinophilia in asthma: a systematic review and meta-analysis. *Lancet Respir Med*. 2015;3:290–300.

19. Smith AD, Cowan JO, Brassett KP, et al. Exhaled nitric oxide: a predictor of steroid response. *Am J Respir Crit Care Med*. 2005;172:453–459.

20. Aaron SD, Vandemheen KL, FitzGerald JM, et al. Reevaluation of diagnosis in adults with physician-diagnosed asthma. *J Amer Med Assoc*. 2017;317:269–279.

21. Fanta CH. Drug therapy. Asthma. *N Engl J Med*. 2009;360;1002–1014.

22. Nelson HS. β-Adrenergic bronchodilators. *N Engl J Med*. 1995;333:499–506.

23. Drazen JM, Israel E, Boushey HA, et al. Comparison of regularly scheduled with as-needed use of albuterol in mild asthma. *N Engl J Med*. 1996;335:841–847.

24. Busse WW, Dahl R, Jenkins C, Cruz AA. Long-acting muscarinic antagonists: a potential add-on therapy in the treatment of asthma? *Eur Respir Rev*. 2016;25: 54–64.

25. Gibson PG, Yang IA, Upham JW, et al. Effect of azithromycin on asthma exacerbations and quality of life in adults with persistent uncontrolled asthma (AMAZES): a randomised,

double-blind, placebo-controlled trial. *Lancet.* 2017; 390:659–668.

26. Castro M, Rubin AS, Laviolette M, et al. Effectiveness and safety of bronchial thermoplasty in the treatment of severe asthma. *Am J Respir Crit Care Med.* 2010; 181:116–124.

27. Suissa S, Ernst P, Benayoun S, Baltzan M, Cai B. Low-dose inhaled corticosteroids and the prevention of death from asthma. *N Engl J Med.* 2000;343:332–336.

28. McKeever T, Mortimer K, Wilson A, et al. Quadrupling inhaled glucocorticoid dose to abort asthma exacerbations. *N Engl J Med.* 2018;378:902–910.

29. Chanez P, Bourdin A, Vachier I, Godard P, Bousquet J, Vignola AM. Effects of inhaled corticosteroids on pathology in asthma and chronic obstructive pulmonary disease. *Proc Am Thorac Soc.* 2004;1:184–190.

30. Lundgren R, Soderberg M, Horstedt P, Stenling R. Morphological studies of bronchial mucosal biopsies from asthmatics before and after ten years of treatment with inhaled steroids. *Eur Respir J.* 1988;1: 883–889.

31. Haahtela T, Jarvinen M, Kava T, et al. Comparison of a beta2-agonist, terbutaline, with an inhaled corticosteroid, budesonide, in newly detected asthma. *N Engl J Med.* 1991;325:388–392.

32. Sovijarvi AR, Haahtela T, Ekroos HJ, et al. Sustained reduction in bronchial hyperresponsiveness with inhaled fluticasone propionate within three days in mild asthma: time course after onset and cessation of treatment. *Thorax.* 2003; 58:500–504.

33. Lazarus SC, Boushey HA, Fahy JV, et al; Asthma Clinical Research Network for the National Heart, Lung, and Blood Institute. Long-acting beta2-agonist monotherapy vs continued therapy with inhaled corticosteroids in patients with persistent asthma: a randomized controlled trial. *JAMA.* 2001;285:2583--2593.

34. Nelson HS, Weiss ST, Bleecker ER, Yancey SW, Dorinsky PM; SMART Study Group. The Salmeterol Multicenter Asthma Research Trial: a comparison of usual pharmacotherapy for asthma or usual pharmacotherapy plus salmeterol. *Chest.* 2006;129:15–26. [Erratum, *Chest*, 129:1393.]

35. Peters SP, Bleecker ER, Canonica GW, et al. Serious asthma events with budesonide plus formoterol vs budesonide alone. *N Engl J Med.* 2016;375:850–860.

36. Stempel DA, Raphiou IH, Kral KM, et al; AUSTRI Investigators. Serious asthma events with fluticasone plus salmeterol versus fluticasone alone. *N Engl J Med.* 2016;374:1822–1830.

37. Lazarus SC, Chinchilli VM, Rollings NJ, et al; National Heart Lung and Blood Institute's Asthma Clinical Research Network. Smoking affects response to inhaled corticosteroids or leukotriene receptor antagonists in asthma. *Am J Respir Crit Care Med.* 2007;175:783–790.

38. Peters-Golden M, Swern A, Bird SS, Hustad, CM, Grant E, Edelman JM. Influence of body mass index on the response to asthma controller agents. *Eur Respir J.* 2006;27:495–503.

39. Dahlen S, Malmström K, Nizankowska E, et al. Improvement of aspirinintolerant asthma by montelukast, a leukotriene antagonist: a randomized, double-blind, placebo-controlled trial. *Am J Respir Crit Care Med.* 2002;165:9–14.

40. Hanania NA, Alpan O, Hamilos DL, et al. Omalizumab in severe allergic asthma inadequately controlled with standard therapy. A randomized trial. *Ann Intern Med.*

2011;154:573–582.

41. Pavord ID, Korn S, Howarth P, et al. Mepolizumab for severe eosinophilic asthma (DREAM): a multicenter, double-blind, placebo-controlled trial. *Lancet*, 2012;380(9842):651–659.

42. Bel EH, Wenzel SE, Thompson PJ, et al; SIRIUS Investigators. Oral glucocorticoid-sparing effect of mepolizumab in eosinophilic asthma. *N Engl J Med.* 2014;371:1189–1197.

43. Castro M, Mathur S, Hargreave F, et al; Res-5-0010 Study Group. Reslizumab for poorly controlled, eosinophilic asthma: a randomized, placebo-controlled study. *Am J Respir Crit Care Med.* 2011;184:1125–1132.

44. Bleecker ER, FitzGerald JM, Chanez P, et al; SIROCCO study investigators. Efficacy and safety of benralizumab for patients with severe asthma uncontrolled with high-dosage inhaled corticosteroids and long-acting β2-agonists (SIROCCO): a randomised, multicentre, placebo-controlled phase 3 trial. *Lancet.* 2016;388:2115–2127.

45. Castro M, Corren J, Pavord ID, et al. (2018). Dupilumab efficacy and safety in moderate-to-severe uncontrolled asthma. *N Engl J Med.* 2016;378;2486

46. Chung KF, Wenzel SE, Brozek JL. International ERS/ATS guidelines on definition, evaluation and treatment of severe asthma. *Eur Respir J.* 2014;43(2):343–373

47. Torrego A, Sola I, Munoz AM, et al. Bronchial thermoplasty for moderate or severe persistent asthma in adults. *Cochrane Database Syst Rev*, 2014;(3): CD009910. Retrieved from https://www.ncbi.nlm.nih.gov/pubmed/24585221

48. Mastronarde JG, Anthonisen NR, Castro M, et al. Efficacy of esomeprazole for treatment of poorly controlled asthma. *N Engl J Med.* 2009;360:1487–1499.

第三章

慢性咳嗽的病因——鼻窦疾病及过敏

一、概　述

咳嗽的致病原因往往是多种多样的,咳嗽可出现在多种严重的呼吸道疾病中。临床上对咳嗽的诊断多采用排除性诊断。因依据的是专家意见而非高质量证据,故目前出版的咳嗽管理指南尚存争议。尽管如此,仍有大量关于咳嗽诊疗的文献供研究人员参考以解决这一常见但具有挑战性的问题。

咳嗽最常见的病因包括 GERD、哮喘和上呼吸道疾病。因此,我们在确定慢性咳嗽的病因时应将肺内和肺外因素均考虑在内[1]。大量文献研究显示,上呼吸道和下呼吸道之间联系紧密,同时上呼吸道疾病如鼻窦疾病可导致慢性咳嗽。本章将重点讨论上呼吸道和下呼吸道之间的关系,以及以咳嗽为主要症状的上呼吸道疾病。

二、同一气道,同一疾病

患者常因呼吸道问题向不同的专科医生寻求诊治,如初级保健医生、耳鼻咽喉科医生和呼吸内科医生。上下呼吸道炎症常同时存在,认识到这一点对于诊治该类疾病至关重要。流行病学和病理生理学研究都证实了上下呼吸道之间的联系,支持“同一系统”这一概念。“同一气道,同一疾病”这一观念指出了将呼吸道(从鼻腔、鼻窦到气管及远端细支气管)作为一个整体进行评估的必要性。上呼吸道症状常继发于变应性鼻炎和非变应性鼻炎,而下呼吸道症状通常与哮喘有关。然而,一种炎症过程可能会引发呼吸系统另一部分的应答,诱发新的炎症反应或加剧现有炎症反应。在诊疗时如果仅重视局部而忽略整体,局部和全身的刺激会在上下呼吸道中共同引发炎症反应,这将加重患者症状并妨碍治疗。不论疾病的严重程度还是治疗方式都可影响症状的改善情况以及预后。因此,在评估和治疗咳嗽患者时,应当综合考量整个呼吸道因素,包括潜在的、呼吸道外的消化道因素[2]。

1. 上下呼吸道的关系：流行病学证据

流行病学研究已证实上呼吸道疾病——特别是鼻炎、鼻窦炎与哮喘等下呼吸道疾病之间的关系，这些研究结果为"同一气道，同一疾病"这一观念提供了理论依据。鼻炎和鼻窦炎这两种疾病给人们造成了重大的健康隐患和经济负担。美国变应性鼻炎患病率为 15%~40%，是 5 大最常见慢性疾病之一[3-5]。12% 的成年人患有鼻窦炎，且鼻窦炎已成为让医生开具抗生素处方的首要疾病[6]。有研究显示鼻炎是哮喘发生的主要危险因素，且患者出现气道高反应性可能性更高。因此，耳鼻咽喉科医生和其他专科医生必须了解上下呼吸道之间的这种密切联系才能合理诊断和管理这些疾病，并使治疗效果达到最优。

鼻炎患者通常伴有哮喘，上呼吸道炎症反应往往先于下呼吸道疾病。研究显示，哮喘患者鼻部症状发病率高达 78%。多达 38% 的变应性鼻炎和非变应性鼻炎患者同时患有哮喘[7-11]。与未患上述两种疾病的患者相比，以前患有变应性鼻炎或非变应性鼻炎的患者被新诊断为哮喘的概率要高 2~4 倍[11,12]。鼻炎和哮喘的发展在时间上也存在联系。研究显示，64% 的患者鼻炎发于哮喘前，而 21% 的患者上呼吸道疾病和下呼吸道疾病会同时发生[11,13]。另一项研究显示，49% 的患者先有鼻部症状，而且 25% 的患者会 1 年内相继罹患两种疾病[9,11]。这些研究均表明变应性鼻炎的鼻部症状先于下呼吸道症状，并且随着时间的推移，这些患者罹患哮喘的风险会增加[2]。Yawn 等发现哮喘与变应性鼻炎的关联随哮喘初诊年龄的不同而变化，这也证实了两者诱发因素之间的关联性，如接触变应原[14]。目前尚不清楚是某些因素引起鼻部症状从而引发呼吸道症状，还是鼻部症状本身导致了下呼吸道疾病的发展。无论如何，两者之间的关联性证实了将上下呼吸道作为一个整体来进行评估是非常必要的。

此外，是否患有变应性鼻炎是评判哮喘严重程度的一个危险因素，而且鼻部症状的严重程度与哮喘的严重程度密切相关[2,15]。同时患有哮喘和变应性鼻炎的患者医疗和护理总费用明显高于单纯哮喘患者[14]。因此，正确诊断和治疗鼻炎有助于哮喘的防控。

慢性鼻 - 鼻窦炎（chronic rhinosinusitis，CRS）给社会带来了巨大的经济负担，严重影响了人们的生活质量。目前，虽然 CRS 不同临床分型的症状类似，但仍对其进行了分类。CRS 通常被分为慢性鼻 - 鼻窦炎伴息肉（CRS with nasal polyps，CRSwNP）和慢性鼻 - 鼻窦炎不伴息肉（CRS without nasal polyps，CRSsNP）两种类型。另外，依据其炎症特征可以分为嗜酸性粒细胞性慢性鼻 - 鼻窦炎与中性粒细胞性慢性鼻 - 鼻窦炎。嗜酸性粒细胞慢性鼻 - 鼻窦炎被认为是与哮喘关系最为密切的上呼吸道疾病，表现为大量黏涕、鼻塞、嗅觉减退或丧失以及进行性加重的炎症反应。其病理生理学是基于所分泌的细胞因子，特别是 IL-5，它可以促使嗜酸性粒细胞在鼻窦黏膜中积累，引发炎症和相应的临床症状。据统计 CRS 患者的哮喘患病率为 20%,而在一般人群中只有 5%~8%[16]。在 CRSwNP 患者中,哮喘的患病率高达 50%[17]。用药物和手术治疗 CRS 已被证明可以有效控制哮喘并减少药物地使用。此外,手术治疗鼻息肉也已被证明对改善下呼吸道疾病有远期疗效[17]。基于以上流行病学证据,哮喘与 CRS(尤其是嗜酸性粒细胞亚型)的发病密切相关已成为共识,未来研究人员还可以从组织病理学角度进行更深入的评估研究以证实两者之间的联系。

三、非变应性鼻炎与哮喘

目前大量的研究着重关注变应性鼻炎与哮喘之间的关系,事实上非变应性鼻炎也与哮喘密切相关。非变应性鼻炎包括非嗜酸性粒细胞增多性鼻炎(又称血管运动性鼻炎)和非变应性鼻炎伴嗜酸性粒细胞增多症(nonallergic rhinitis with eosinophilia,NARES)。在一项问卷调查研究中,研究人员通过检测总 IgE 和特异性 IgE、变应原皮肤点刺试验以及乙酰甲胆碱支气管激发试验,发现哮喘与变应性鼻炎和非变应性鼻炎都有很强的相关性[18],而且当研究仅限于 IgE 水平相对较低的非特应性受试者时,这种相关性甚至更加显著。综上所述,所有类型的鼻炎都是引发哮喘的重要危险因素,鼻炎的存在可使哮喘的患病率增加 3 倍[19]。

1. 鼻炎与哮喘的临床联系

哮喘是由嗜酸性粒细胞、肥大细胞和 T 淋巴细胞等多种炎症细胞参与的气道慢性炎症。其病情严重程度、气道高反应性以及肺功能都已经被证实主要与嗜酸性炎症有关[20]。此外,有研究显示在变应性鼻炎和哮喘患者鼻腔及支气管黏膜中发现有大量表达 Th2 型细胞因子的辅助性 T 淋巴细胞浸润[21,22]。这些细胞介质可引起血管扩张、黏膜水肿,从而引发鼻炎症状如鼻塞、喷嚏和流涕。这种炎症级联反应也会影响哮喘症状的严重程度和支气管高反应性程度[21]。由此可见,鼻部过敏症状可能诱发下呼吸道反应。尽管部分鼻炎患者没有被诊断为哮喘,但不能否认其哮喘易感性要远远高于一般人群。因此,鼻炎与哮喘可以被认为是同一疾病在呼吸道不同部位的表现。

哮喘患者若伴有严重鼻炎通常治疗困难且预后较差[23,24]。此外,不伴有哮喘的变应性鼻炎患者亦表现出支气管痉挛和气道高反应性,在变应原鼻黏膜激发试验下尤为明显[25]。在一项欧洲的社区呼吸系统健康调查报告中,自我报告的"鼻腔过敏"可作为预测支气管高反应性的独立因素[26]。常年性过敏和季节性过敏患者的气道高反应性程度不同。Prieto 等发现,与季节性变应性鼻炎患者相比,常年性发作的患者乙酰甲胆碱阈值较低,支气管激发试验的平台期较高[4]。与哮喘患者相比,非哮喘患者通常在气道轻度狭窄时达到最大反应平台,而哮喘患者没有达到平台反应,导致气道狭窄加剧。结合鼻炎和哮喘在流行病学上的关联性,上述研究更进一步证明了两种疾病之间的密切联系。

研究显示,鼻炎的治疗方法同样也适用于哮喘,这也为"同一气道,同一疾病"的理论概念提供了更充足的证据支持。鼻用糖皮质激素可预防与季节性花粉暴露相关的非特异性支气管反应和哮喘症状[11]。在一项为期4周的临床试验中,常年性变应性鼻炎伴有哮喘患者通过连续4周使用布地奈德喷鼻,不但其长期鼻塞症状得到改善,日常哮喘症状得到了缓解,运动后诱发的支气管痉挛发作次数也明显减少[11]。研究还发现,与经口吸入糖皮质激素相比,鼻腔给药能更有效地改善支气管痉挛反应[27]。这表明鼻用糖皮质激素可有效改善变应性鼻炎患者的下呼吸道症状。

2. 慢性鼻 - 鼻窦炎与哮喘的临床联系

嗜酸性粒细胞或Th2炎症反应所介导的CRSwNP是与哮喘关系最为密切的慢性鼻 - 鼻窦炎亚型,尤其是迟发型哮喘[28]。组织病理学研究显示在上下呼吸道中都发现了嗜酸性粒细胞浸润及相似的气道重构现象。基底膜增厚、杯状细胞增生、上皮下黏膜水肿、黏液分泌增加及上皮损伤为CRS和哮喘患者上下呼吸道常见共同表现[28-32]。Th2淋巴细胞激发细胞因子IL-4、IL-5和IL-13的释放,这些炎症介质驱动炎症级联效应导致上呼吸道症状和下呼吸道炎症。

研究者也根据临床症状及CT来确定CRS与哮喘的相关性。基于CT反映出的鼻窦受累程度与哮喘严重程度之间存在高度的相关性[33]。轻至中度哮喘患者的外周血嗜酸性粒细胞计数亦与其症状评分及鼻窦CT评分直接相关。因此,我们可以得出结论,鼻窦炎和哮喘是上下呼吸道嗜酸性炎症过程的不同部位表现。Brinke等发现一些严重哮喘患者即使没有鼻部症状,仍显示出异常的鼻窦CT征象。这些研究报道更多地与成人哮喘有关,这表明嗜酸性粒细胞介导的炎症过程是上下呼吸道疾病的共同驱动因素[28,34]。CRS的内外科综合治疗可缓解哮喘病情,这也进一步为"上呼吸道炎症通过炎症介质和细胞因子直接影响下呼吸道炎症"这一假说提供了支持。

3. 慢性鼻 - 鼻窦炎与咽喉反流性疾病的临床联系

GERD或LPR与上呼吸道和中耳的多种疾病有关[35~40]。在儿童患者中,LPR是经规范药物治疗仍然不能改善CRS症状的重要影响因素之一[35~37]。成人LPR患者CRS患病率较高,且那些较难治的CRS患者其患LPR的概率较高[38,41~43]。鼻内镜术后复发的CRS患者在远端和近端消化道特别是鼻咽部有更多的反流,这是难治性CRS需要重视的致病因素[44]。GERD也是判断CRS鼻内镜术后预后不良的重要指标[45]。最近的系统回顾和 Meta 分析也证明了 GERD 和 CRS 之间的相关性，CRS 患者的鼻内幽门螺杆菌检出率和酸反流发生率高于无 CRS 的患者[40]。LPR 导致 CRS 的确切病理生理过程尚不清楚，但目前有足够的证据支持反流可以影响 CRS 这一事实，因此我们建议临床上将两种疾病一并进行治疗。

4. 上下呼吸道的病理生理学联系

虽然"同一气道，同一疾病"这一理论在学术界达成了共识，但上下呼吸道之间的病理生理学联系还有待进一步研究。目前关于两者间的病理生理学联系有以下几种假说[11]：第一是鼻 - 支气管反射假说，该假说认为起源于鼻部（传入）的三叉神经受到刺激后导致了下呼吸道支气管收缩（传出）。已有研究证明，鼻黏膜变应原激发试验，包括二氧化硅[4]、鼻用凡士林填充纱条[47]和冷空气[48]在内的各种变应原，会刺激鼻腔诱发气道低阻力。11%~32% 的鼻炎患者对组胺、美沙胆碱或卡马酚引发的支气管收缩反应呈阳性，其反应范围与哮喘患者一致[11,49-51]。同时，鼻黏膜暴露于冷空气中可引起正常个体的支气管收缩反应[52]，这种反应多由胆碱能反射所介导，阿托品全身给药[46]和切除三叉神经[53]已被证明可以防止支气管痉挛（传出）。

第二种假说认为，鼻塞患者从以鼻呼吸转变为以口呼吸导致了支气管痉挛。鼻黏膜屏障对空气的加温、湿化作用可更好地预防及改善下呼吸道症状。

第三是鼻后滴漏假说。多个动物研究证实上呼吸道分泌物对气管、支气管分支的堵塞可阻断非特异性支气管反应[54-56]。Nelson 等开展了一项前瞻性研究来评估肺的吸出物，该试验证实了在平卧时鼻部分泌物可被囊性纤维化患者和健康受试者吸入肺中[57]。

系统放大理论也被用来解释 CRS 与哮喘的关系。该理论认为，某一呼吸道局部病变可通过炎症介质及从外周血募集炎症祖细胞至呼吸道来影响其他呼吸道疾病[15]。因此，通过治疗某一呼吸道疾病而改善另一呼吸道疾病的症状是一种行之有效的方法，例如通过治疗 CRS 来改善哮喘的症状。

综上所述，"同一气道，同一疾病"这一概念需要综合多方面因素，以阐明如鼻炎、鼻窦炎等上呼吸道疾病与哮喘间的联系。这一理论表明，将上下呼吸道作为一个整体进行诊治以提高临床疗效，是一种崭新且必要的思维方法。哮喘患者中鼻炎与鼻窦炎的流行表明它们是同一类疾病，但发病在不同的呼吸道[15]。上呼吸道疾病如何导致下呼吸道疾病的确切发病机制尚不清楚，然而本文仍期望通过对"同一气道，同一疾病"这一理论相关文献的综述回顾引起相关临床工作者的重视，并更好地诊断和治疗慢性咳嗽这一常见疾病。

四、鼻后滴漏综合征或上气道咳嗽综合征的鼻部病因

除外吸烟及使用 ACEI,超过 90% 的慢性咳嗽由以下三种疾病引起:CVA、GERD 和 LPR,或鼻后滴漏(postnasal drip,PND)[58,59]。2006 年美国胸科医师学会更新了基于循证的咳嗽指南,建议用上气道咳嗽综合征(upper airway cough syndrome,UACS)替代鼻后滴漏综合征(postnasal drip syndrome,PNDS)。虽然大量的特发性慢性咳嗽归因于 PNDS,但目前对 PND 的诊断缺乏客观指标,大多数情况下医师只能通过患者的主观症状来进行诊断。UACS 可由以下多种鼻炎引起。目前关于 PND 诱发咳嗽的机制仍存在争议且未被证实。"咽 - 支气管反射学说"推测鼻窦分泌物进入下咽时可引起咽部收缩,最终导致支气管收缩和咳嗽症状[19]。PND 是指鼻腔和鼻窦分泌物倒流入咽部,最后被咽入胃中[59]。患者常描述"感觉有东西从喉咙后面滴下来","早上会感觉咽痛、痰多"。对咽后壁的黏液或分泌物进行肉眼观察无法判断其是否来自于鼻部,这被称为"隐匿性鼻后滴漏综合征"[58]。另外体格检查会发现咽后壁出现淋巴滤泡或黏液腺肿胀现象。Pratter 等证实在被诊断有 PND 的慢性咳嗽患者中,20% 的患者无清嗓和鼻后滴漏等症状,59% 的患者在体格检查结果中鼻分泌物和咽后壁淋巴滤泡(鹅卵石样征)等呈阴性表现,这使得 UACS 引发慢性咳嗽的机制存在争议[60]。

有学说认为鼻分泌物直接刺激咽喉部黏膜是 UACS 引起慢性咳嗽的主要原因。然而,O'Hara 和 Jones 发现仅有 8% 的脓涕患者伴有慢性咳嗽而无其他任何病理改变,这一发现否定了鼻分泌物直接刺激咽喉黏膜这一假说[61]。最近有研究发现,外界变应原刺激可引起咳嗽反射敏感性增加,进而导致咳嗽受体的高反应性。多项有关辣椒素的影响研究显示,与健康人及不伴有咳嗽的鼻炎 / 鼻窦炎患者相比,慢性咳嗽可能更倾向继发于咳嗽反射阈值下降的 UACS 患者[62]。此外,上呼吸道感染可使咳嗽反射敏感性短暂性增强,这也成为"超敏反应可作为慢性咳嗽病因解释"这一理论的依据[63]。变应原和刺激物刺激咳嗽的外周感受器传入纤维,导致中枢反应并引发咳嗽[59]。对于经鼻腔检查未发现 PND 存在的证据,或不存在相关过敏症状的患者来说,GERD 和 LPR 被推定为慢性咳嗽的病因。

美国成人变应性鼻炎(allergic rhinitis,AR)患病率达到 10%~30%,儿童约为 40%,本病是最常见的 5 大慢性疾病之一[64]。它是一种由鼻黏膜接触特应性变应原产生的 IgE 介导的炎症反应,以鼻塞、清涕、喷嚏和 / 或鼻痒为临床特征[5]。AR 分为季节性和常年性,可通过皮肤过敏点刺试验进行诊断。过敏反应分为速发性和迟发性两种,速发性反应可出现喷嚏、鼻痒和清涕症状,而迟发性反应主要为鼻塞。若皮肤点刺试验结果阳性且治疗有效,提示 UACS 的病因可能是 AR。

非变应性鼻炎(nonallergic rhinitis,NAR)与 AR 有相似的临床症状,但无 IgE 介导的过敏反应且皮肤点刺试验呈阴性。NAR 分为炎症性和非炎症性两种类型。炎症性 NAR 包括感染后鼻炎、非变应性鼻炎伴嗜酸性粒细胞增多症(NARES)及伴有鼻息肉的非变应性鼻炎。非炎症性 NAR 包括血管运动性鼻炎、药物性鼻炎、妊娠期鼻炎、物理或化学刺激诱发性鼻炎,以及因鼻窦解剖结构异常,如鼻中隔偏曲、下鼻甲肥大、鼻窦引流障碍等所致的鼻炎。NAR 可以通过类似于 AR 的发病机制产生 UACS,从而引起慢性咳嗽。

NARES 的诊断多采用排除性诊断,它具有与 AR 相似但更为严重的临床症状,如常年性喷嚏、鼻痒、眼痒及溢泪。诊断依据为皮肤点刺试验阴性,血清 IgE 抗体正常以及鼻分泌物中嗜酸性粒细胞水平升高[59]。

NAR 中绝大多数为血管运动性鼻炎,它多由自主神经系统功能紊乱引起,副交感神经兴奋性增高导致鼻分泌物增加、血管扩张及鼻黏膜水肿,最终引起相应临床症状[59,64,65]。UACS 及咳嗽的鼻部症状(如鼻塞和鼻后滴漏)可由各种刺激因素诱发,如温度变化、强烈气味、吸入刺激物、情绪压力、辛辣食物及酒精饮料等[65]。

感染后 UACS,又称病毒感染后迷走神经病变(postviral vagal neuropathy,PVVN),可依据其慢性咳嗽的临床症状、近期有病毒或细菌性上呼吸道感染史且咳嗽症状在其他症状消失后仍持续存在 8 周或以上进行诊断。咳嗽反射中存在超敏反应,在一部分患者中这种超敏反应持续存在,最终会演变成慢性咳嗽。研究表明,与恢复后的状态相比,急性上呼吸道感染(upper respiratory infection,URI)期间咳嗽反射敏感性会短暂性增强[66]。结合相关的研究结果,有学者提出了咳嗽超敏反应综合征这一新兴概念,而这一概念可以用来解释慢性咳嗽的发病原因。它由是低水平的刺激触发感觉神经功能失调而引起[67,68]。病毒感染,如单纯疱疹病毒、流感病毒及其他可引起局部炎症及迷走神经损伤的刺激物,导致中枢通路功能障碍和咳嗽超敏反应[68]。关于神经性咳嗽的更多内容请参见第六章神经性咳嗽。

药物性鼻炎是指长期使用鼻用减充血剂后所引起的鼻黏膜反弹性肿胀。患者依赖局部减充血剂来缓解鼻塞,并且随着时间的推移,需要更频繁地使用更大剂量的药物。停用鼻用减充血剂是主要的治疗方法,停药后症状会反弹,此时可使用鼻用糖皮质激素协助治疗。

妊娠期鼻炎,又称激素性鼻炎,是由于体内激素水平变化引起循环血容量增加及血管扩张,血浆从血管床渗漏到基质中导致黏膜肿胀而引起鼻塞[69]。目前有关孕期使用糖皮质鼻喷雾剂的临床研究甚少,但基于已有的研究,氟替卡松、莫米松和布地奈德按推荐剂量使用是安全的[70]。

由于化学或环境刺激物及职业因素引起的鼻炎是指在接触环境刺激性物质后所引起的鼻塞、清涕、喷嚏和鼻痒症状的非炎症性鼻炎。诊断主要依据其有明确的刺激物暴露史及症状发作的关联病史。本病治疗主要是避免和减少接触刺激物。

解剖结构异常,如鼻中隔偏曲、泡状中鼻甲及 Haller 气房等均可引起慢性鼻 - 鼻窦炎[71~74](图 3-1)。

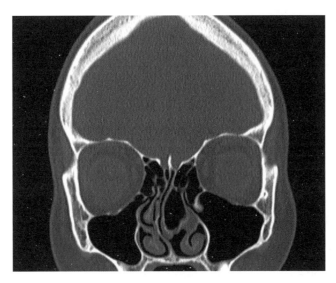

图 3-1　鼻窦冠状位 CT

左侧泡状中鼻甲,鼻中隔重度右偏以及左侧鼻息肉,这些因素均可导致鼻后滴漏。

Alkire 和 Bhattacharyya 发现仅 Haller 气房与急性鼻窦炎的复发有关[75]。Calhoun 等通过比较鼻窦炎患者与健康人的 CT 发现鼻中隔偏曲与窦口 - 鼻道复合体病变、前筛及后筛病变密切相关[76],泡状中鼻甲与前筛病变密切相关。有学者发现口腔病变与鼻后滴漏及咳嗽也密切相关,有研究表明后牙缺失的数量与鼻后滴漏及鼻塞存在显著的相关性[7]。此外,上颌窦窦口阻塞及上颌窦黏膜增厚亦可引发咳嗽[77]。鼻咽炎、腺样体炎、鼻咽囊肿及医源性损伤所致的上颌窦副口与自然口黏液再循环等疾病,都可导致鼻后滴漏的发生[78-81](图 3-2、图 3-3)。

多重化学物敏感症(multiple chemical sensitivity,MCS)于 1989 年首次被提出,是一种由于长期接触有毒浓度以下微量化学物质所引起的多系统功能紊乱,通常会引发多个器官的临床症状[82,83]。MCS 的临床表现个体差异性较大,可能是轻微的偶发症状,也可能表现为严重的衰竭症状,常涉及多个感觉系统,如嗅觉、味觉、听觉、视觉和三叉神经分布区感觉[82]。由于病情的可变性和症状的显著多样性而造成本病难以诊断,但了解病情以及如何表现为咳嗽或上呼吸道症状是很重要的,诊治时应悉知该病,避免误诊。

以上所述的每一种疾病都可能导致慢性咳嗽及相关症状。临床诊治时应进行详细的病史询问和临床检查,从而明确导致 PND 或 UACS 的鼻部病因。

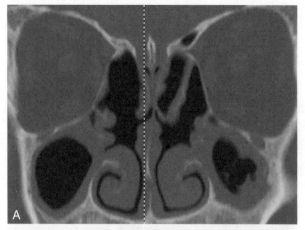

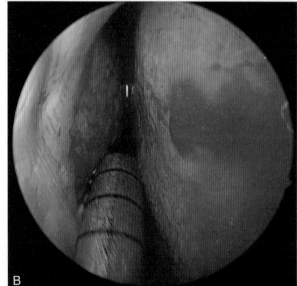

图 3-2 慢性鼻窦炎 CT 影像及鼻内镜图
A. 下鼻甲肥大伴慢性鼻 - 鼻窦炎,特别是上颌窦炎(如图所示)可产生鼻后滴漏并引发咳嗽;B. 术前鼻内镜检查提示:右侧鼻腔下鼻甲肥大;C. 术后鼻内镜检查提示:通过下鼻甲黏膜下部分切除及骨折外移可改善鼻腔通气并缓解鼻后滴漏症状。

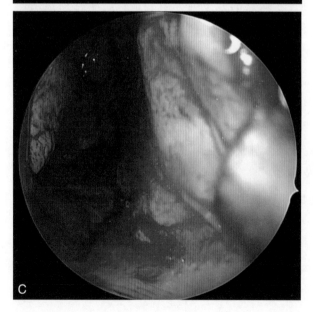

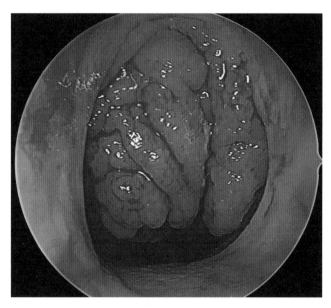

图 3-3 鼻咽部腺样体肥大鼻内镜图

鼻内镜检查提示：鼻咽部腺样体肥大，可引发鼻后滴漏。

五、诊　　断

对近 30 年文献进行回顾分析，研究者发现咳嗽主要有三大病因。ACEI 使用导致的咳嗽实际上只出现在一小部分患者中[58]。而引起咳嗽的病因大多数是 UACS、哮喘及 LPR 或 GERD 中的一种或几种[58]。哮喘包括咳嗽变异性哮喘、变应性咳嗽及嗜酸性粒细胞性支气管炎[84]。2006 年美国胸科医师学会（The American College of Chest Physicians，ACCP）共识小组用 UACS 一词代替了 PNDS。了解引起咳嗽的常见肺内、肺外因素对于咳嗽的诊治至关重要。

耳鼻咽喉科和呼吸内科常见疾病指南，如关于变应性鼻炎、慢性鼻 - 鼻窦炎、哮喘以及慢性阻塞性肺疾病的治疗指南，在提高疾病治愈率的同时也减轻了社会的医疗成本[1,85]。备受期待的 ACCP 咳嗽指南于 2006 年问世。然而，该指南遭到了批评，因为他们的建议更多基于观点而非高质量研究证据。1/3 的建议基于"低"证据，1/4 仅基于专家意见[86-88]。尽管存在争议，但它对咳嗽常见病因、治疗方法以及治疗失败常见原因的阐述翔实而精当，有助于临床医生更好地诊治咳嗽这一常见疾病。

由于咳嗽与上呼吸道存在关联，在诊治有鼻窦炎症状的咳嗽患者时，应详细询问病史以确定其病因。近期有上呼吸道或鼻窦感染史、鼻后滴漏症状、病情加重因素、近期的药物使用史和吸烟史等有助于临床医生做出更准确的诊断，并制订更合理的治疗方案。在病史无法提供诊断线索的情况下，应该考虑患者是否为无症状型及隐匿性

UACS[60]。UACS可表现为咽喉异物感、清嗓、咽痒、鼻塞或鼻涕,或无任何症状。这些症状可能由之前罹患的疾病引起,如上呼吸道疾病。此外,患者可能并不知晓自身症状与周围的环境因素有关,而这些因素会引发咳嗽。因此在临床诊疗过程中应全面详尽地采集呼吸道病史,同时应注意反流也是重要致病因素。

针对上呼吸道的临床辅助检查对确定病因也是非常重要的。经鼻内镜全面检查鼻部的阻塞、引流、水肿以及解剖变异情况有助于鼻后滴漏的诊断。同时应仔细评估鼻咽部有无腺样体肥大、囊肿及脓性分泌物潴留等情况。口咽部应仔细检查鼻后滴漏的征象,如咽后壁淋巴滤泡增生(鹅卵石样征)、口咽分泌物和痰液的性状。必要时可行痰液培养,以提示患者是否患有鼻窦炎。需要注意的是有很多体征都是一过性的,在临床检查时可呈阴性。若出现阳性体征则有临床诊断价值。对上呼吸道喘息声、喘鸣和鼾声进行听诊检测可进一步明确诊断。前期研究表明有1/4慢性咳嗽患者有两种致病因素,而PNDS占了一半左右[89]。

在进行了包括一般检查和内镜检查在内的初步评估之后,影像学检查可进一步明确诊断。鼻窦X线片已逐渐被淘汰,鼻窦CT已成为诊断慢性鼻-鼻窦炎及其他鼻部病变的重要依据,而解剖变异也可导致相应临床症状。若患者无上呼吸道病史,临床检查结果亦呈阴性,即可认为该患者慢性咳嗽病因可能为GERD或LPR。

六、治　疗

引发慢性咳嗽的原因众多,行业拟定出若干针对性的治疗方案。继发于慢性鼻炎、急性鼻炎、变应性鼻炎或血管运动性鼻炎的UACS是引起慢性咳嗽的最常见病因[58,60,89,90]。因此,考虑诊断UACS时应先进行经验性治疗,若治疗无效再进行下一步检查[59]。病因明确时应直接制订方案,消除病因。若UACS的病因无法明确,则应进行经验性治疗。若治疗有效,咳嗽症状得到改善,则可进一步支持UACS的诊断[59]。Pratter等发现59%的患者单用第一代抗组胺药有效,而33%的患者在联用抗组胺药物和鼻用糖皮质激素后有效[60]。即使患者患有哮喘,在治疗鼻后滴漏后仍可有效改善其咳嗽症状[60]。因此,针对无法明确病因的UACS,其一线治疗方法为使用第一代抗组胺药物/减充血剂的经验性治疗[59],如苯海拉明、氯苯那敏、溴苯拉明、盐酸羟嗪和/或鼻用皮质类固醇[91,92]。第一代和第二代抗组胺药均为组胺H_1受体拮抗剂。研究证实第一代抗组胺药可通过抗胆碱能活性来镇咳。而第二代抗组胺药,如氯雷他定、特非那定和非氟那定对健康人或URI患者无镇咳作用[93~100]。

鼻用糖皮质激素喷雾剂是改善鼻部症状最有效的治疗方法,它可通过减少腺体分泌、减轻黏膜炎症来减轻鼻后滴漏和咳嗽症状[91,92,101]。使用莫米松鼻喷雾剂不但可有效缓解日间咳嗽,还可治疗季节性变应性鼻炎[92]。若第一代抗组胺药和/或鼻用糖皮质激素剂无效,应进行鼻窦影像学检查评估是否存在隐匿性鼻窦病变[86]。

在没有基础疾病的情况下也可使用鼻用异丙托溴铵进行治疗。一项小型的前瞻性试验评估了鼻用氟替卡松、异丙托溴铵、氮卓斯汀治疗伴有鼻后滴漏症状慢性咳嗽的疗效,发现治疗后受试者鼻部和咳嗽症状均有改善,鼻内镜检查得分也有所提高[102]。病毒感染后咳嗽患者在使用安慰剂或联合沙丁胺醇及异丙托溴铵雾化治疗后,其日间、夜间的咳嗽程度均有改善[103]。近20年的多数研究中,均使用了吸入性抗胆碱药物,如噻托溴铵、异丙托溴铵及氧托溴铵来治疗病毒感染后咳嗽或急性URI,却得出了相反的结论[104~106]。然而,有研究表明抗胆碱能活性作用可抑制腺体分泌、血管扩张及局部介质释放,有效改善URI及变应性鼻炎患者的呼吸道症状。综上所述,经验性使用鼻用异丙托溴铵可以治疗UACS相关性咳嗽,但其机制需要进一步研究[107]。

局部治疗可直达病灶并可避免全身性的副作用。研究表明,生理盐水冲洗可有效改善患者临床症状并提高生活质量[108~110]。局部生理盐水冲洗可用于变应性鼻炎和慢性鼻-鼻窦炎的治疗以及鼻内镜术后护理。盐水冲洗可清除鼻腔刺激物、变应原及炎症因子,同时也可清除引起鼻后滴漏及咳嗽的炎症分泌物。

木糖醇是一种有机糖醇,可用于鼻腔冲洗。它可以降低呼吸道盐浓度,提高天然抗菌活性[111],具有抗生物膜特性[112],并可增加微生物群一氧化氮浓度[113]。Weissman等发现与盐水冲洗相比较,采用木糖醇冲洗治疗慢性鼻-鼻窦炎患者,其SNOT-20评分显著降低[114]。

大多数关于麦卢卡蜂蜜的文献都是基于其在伤口护理中的抗菌特性,如术后感染、烧伤、无法愈合的溃疡以及继发于金黄色葡萄球菌和铜绿假单胞菌的慢性鼻-鼻窦炎细菌生物膜[115]。其作用机制包括酸度、过氧化氢含量、渗透作用和抗氧化作用,摄入后通过降低前列腺素水平和升高一氧化氮水平而具有抗菌活性[116]。麦卢卡蜂蜜用于变应性鼻炎和非变应性鼻炎的鼻腔冲洗作用有待进一步评估。

死海盐水具有抗炎和抗血管扩张作用,可以有效改善慢性哮喘患者症状。Cordray等进行了一项随机、单盲、安慰剂对照试验,观察鼻用高渗死海盐水喷雾剂、曲安奈德及安慰剂(盐水)喷鼻治疗春季变应性鼻炎的临床疗效。研究发现两组患者的生活质量均得到改善,且死海盐水组作用优于曲安奈德组。海盐水中的主要阳离子盐是镁,镁离子可通过松弛支气管平滑肌及抑制炎症介质而缓解急性哮喘[117]。当血液中的镁含量减少时嗜酸性粒细胞和组胺水平随之增加[118],这说明镁离子可以阻断嗜酸性粒细胞的胞外分泌和脱颗粒[119]。因此,鼻用高渗死海盐水可改善变应性鼻炎及其他相关疾病的症状。鼻用高渗死海盐水对鼻炎的治疗作用仍需要进一步研究。

其他鼻腔局部治疗,包括使用表面活性剂、N氯牛磺酸(N-chlorotaurine,NCT)和透明质酸钠。表面活性剂,如1%婴儿洗发水及柠檬酸/两性离子表面活性剂,可降低肺泡表面张力、减少黏液黏稠度,从而促进纤毛清除率[120]。大多数关于表面活性剂的研究都是基于其对慢性鼻 - 鼻窦炎细菌生物膜的治疗作用[121~123]。关于表面活性因子及其纤毛清除功能在鼻炎中的治疗作用需要进一步的研究。NCT 是氨基酸牛磺酸的衍生物,具有抗菌和抗炎作用,可应用于眼部、皮肤溃疡和鼻窦[124]。NCT 作为鼻腔冲洗剂时耐受性良好,它可以减轻慢性鼻窦炎患者的鼻腔黏膜肿胀并缓解鼻塞[125]。透明质酸钠是一种糖胺聚糖,它是细胞外基质的组成部分,在黏液纤毛清除系统中发挥着重要作用。鼻内莫米松和透明质酸钠联合使用可有效改善变应性和非变应性鼻炎患者的喷嚏、清涕及鼻塞症状,但对咳嗽、哮喘或鼻后滴漏无明显作用[126]。透明质酸钠可降低鼻腔中性粒细胞数,具有潜在的抗菌作用,但其对鼻炎的疗效作用机制仍有待进一步研究。

辣椒素是辣椒的活性成分,常用作激发物质诱发咳嗽及气道痉挛,在慢性咳嗽的临床试验中应用广泛。慢性咳嗽患者辣椒素的咳嗽敏感性有所升高,这与咳嗽高敏反应有关。研究发现,局部使用辣椒素可治疗非变应性鼻炎,其机制在于对咳嗽受体的脱敏来减轻鼻部症状及高敏性[127,128]。辣椒素在初次使用时会刺激局部神经末梢区域,导致鼻涕、喷嚏及鼻塞,多次使用后会产生脱敏现象[129]。Yu 等发现 UACS 患者的咳嗽敏感性明显高于不伴咳嗽的鼻炎 / 鼻窦炎患者以及健康的受试者[62]。他们认为鼻后滴漏和炎症介质诱发了上呼吸道 C 类传入神经纤维的高敏反应,进而导致了 UACS 患者的咳嗽症状。不过,在这项研究中,辣椒素是经口吸入而并未经过鼻咽部,这说明存在于下气道的辣椒素敏感性咳嗽受体的致敏化,可能是咳嗽高敏反应的触发因素。Gerven 等通过研究辣椒素治疗非变应性鼻炎的作用机制后发现,辣椒素可通过减少鼻黏膜神经支配和下调上、下呼吸道黏膜 TRPV1-SP 信号通路(该通路引起神经元兴奋和局部炎症反应),从而有效改善鼻部症状和鼻腔高敏性[130]。综上所述,UACS 患者的咳嗽高敏反应与下呼吸道炎症密切相关,其发病机制有待进一步研究。

1. 鼻腔治疗如何治愈咳嗽?

以上呼吸道为导向的治疗主要针对变应性或非变应性鼻炎、慢性鼻 - 鼻窦炎和 UACS 所致的慢性咳嗽。Gawchik 等进行了一项随机双盲试验评价糠酸莫米松鼻喷雾剂通过减轻鼻腔炎症来改善季节性变应性鼻炎患者症状的有效性,研究发现糠酸莫米松鼻喷雾剂不但可以有效改善鼻部症状及日间咳嗽,还可以减轻夜间咳嗽的程度[92]。因此,AR 引起咳嗽的发病机制可能与其产生鼻部症状的机制相类似。另外,糠酸莫米松鼻腔喷雾剂可通过减少分泌物及黏膜炎症以减少咽部刺激,从而减轻咳嗽症状。

在找到慢性咳嗽的病因后应进行对因治疗,如鼻窦疾病、下呼吸道疾病,或源自消化道的 GERD 和 LPR。诊断时应不断缩小范围,在进一步检查前可先行经验性治疗。对慢性咳嗽病因认识不足[1]、经验性治疗未达到足量足疗程,以及初步诊断错误都可能导致治疗无效。

七、结　论

慢性咳嗽的诊治需要考虑肺内和肺外两大因素。咳嗽的病因往往是复杂且多因素的,临床上常常无法明确其病因,只能采取经验性治疗。"同一气道,同一疾病"这一理论揭示了上下呼吸道之间密切的联系,在治疗慢性咳嗽时临床医生应同时兼顾两者。咳嗽变异性哮喘、胃食管反流性疾病、反流性咽喉疾病、鼻后滴漏可单独或协同而引发咳嗽[58,59]。鉴于咳嗽病因的复杂性,在临床诊治时医师应对患者进行全面、详尽的临床检查,制订出有针对性的治疗方案,同时应对患者进行健康宣教,这样才能提高慢性咳嗽的临床治愈率。另外,内镜和/或影像学检查也可辅助判断咳嗽是否是鼻源性的。若未得到阳性检查结果,则应考虑咳嗽是源于鼻外的。

八、思 维 拓 展

> 耳鼻咽喉科医生在诊断时应对上呼吸道进行全面详尽的检查评估以明确咳嗽的病因。若病史及临床检查已确定病因,则可行 CT 等辅助检查以明确诊断。咳嗽病因复杂多样,临床诊疗时应将 GERD 和 LPR 考虑在内。若鼻腔检查无异常且病因不明确,就应考虑 GERD 及 LPR 并进行经验性治疗。总之,进行足量、足疗程治疗,对患者进行健康宣教以及多学科、多因素评价,是慢性咳嗽治疗成功的关键所在。

九、本 章 要 点

1. 上下呼吸道作用机制联系紧密,应将其视为一个整体。

2. 咳嗽和哮喘在流行病学上与上呼吸道炎症密切相关,因此治疗上呼吸道炎症的同时可以治疗下呼吸道疾病。

3. 在排除 ACEI 相关或原发的下呼吸道疾病后,应考虑咳嗽变异性哮喘、GERD/LPR 和 UACS 单独或共同导致咳嗽。

4. GERD 及 LPR 往往与慢性鼻 - 鼻窦炎复发和内镜鼻窦手术治疗失败相关;因此,由 CRS 引起的咳嗽应积极治疗反流性疾病[44]。

5. 临床推荐的上呼吸道检查包括临床检查、鼻内镜与喉镜,必要时可行 CT 检查。

6. 当怀疑 UACS 时,应使用包括第一代抗组胺药和鼻用糖皮质激素在内的一线疗法。

7. 恰当的药物、剂量、给药途径和疗程是治疗成功的关键。同时也应对患者进行宣教和咨询。

（译者　梁方琪　周立）

参 考 文 献

1. McGarvey LP, Polley L, MacMahon J. Review series: chronic cough: common causes and current guidelines. *Chron Respir Dis.* 2007;4:215–223.

2. Krouse JH, Brown RW, Fineman SM, et al. Asthma and the unified airway. *Otolaryngol Head Neck Surg.* 2007;136(suppl 5):S75–106. doi:10.1016/j.otohns.2007.02.019

3. Meltzer E. The relationships of rhinitis and asthma. *Allergy Asthma Proc.* 2005; 26:336–340.

4. Prieto JL, Gutierrez V, Berto JM, Camps B. Sensitivity and maximal response to methacholine in perennial and seasonal allergic rhinitis. *Clin Exp Allergy.* 1996;26:61–67.

5. Seidman MD, Gurgel RK, Lin SY, et al. Clinical practice guideline: allergic rhinitis. *Otolaryngol Neck Surg.* 2015;152:S1–S43.

6. Rosenfeld RM, Andes D, Bhattacharyya N, et al. (2007). Clinical practice guideline: adult sinusitis. *Otolaryngol Head Neck Surg.* 2015;137:S1–S31.

7. Blair H. Natural history of childhood asthma: 20-year follow-up. *Arch Dis Child.* 1977;52:613–619.

8. Smith J. Epidemiology and natural history of asthma, allergic rhinitis and atopic dermatitis (eczema). In: Middleton E, ed., *Allergy: Principles and Practice.* St. Louis, MO: Mosby; 1988:891–929.

9. Pedersen P, Weeke E. Asthma and allergic rhinits in the same patients. *Allergy.* 1983;38:25–29.

10. Settipane G. Allergic rhinitis: update. *Otolaryngol Head Neck Surg.* 1986;94: 470–475.

11. Corren J. Allergic rhinitis and asthma: how important is the link? *J Allergy Clin Immunol.* 1997;99(2):S2781–S2786.

12. Broder I, Higgins M, Mathews K, Keller J. Epidemiology of asthma and allergic rhinitis in a total community, Tecumseh, Michigan. *J Allergy Clin Immunol.* 1974;54:100–110.

13. Maternowski C, Mathews K. The prevalence of ragweed pollinosis in foreign and native students at a midwestern university and its implications concerning methods for determining inheritance of atopy. *J Allergy.* 1962;33:130–140.

14. Yawn BP, Yuninger JW, Wollan PC, Reed CE, Silverstein MD, Harris AG. Allergic rhinitis in Rochester, Minnesota residents with asthma: frequency and impact on health care charges. *J Allergy Clin Immunol.* 1999;103(1): 54–59.

15. Krouse JH, Brown RW, Fineman SM, et al. Asthma and the unified airway. *Otolaryngol Head Neck Surg.* 2007;136:S75–S106.

16. Jani A, Hamilos D. Current thinking on the relationship between rhinosinusitis and asthma. *J Asthma.* 2000;106:213–227.

17. Senior BA, Kennedy DW, Tanabodee J, Kroger H, Hassab M, Lanza D. Longterm

impact of functional endoscopic sinus surgery on asthma. *Otolaryngol Head Neck Surg.* 1999;12:66–68.

18. Leynaert B, Bousquet J, Neukirch C, Liard R, Neukirch F. Perennial rhinitis: an independent risk factor for asthma in nonatopic subjects: results from the European Community Respiratory Health Survey. *J Allergy Clin Immunol.* 1997;104:301–304.

19. Corren J, Kachru R. Relationship between nonallergic upper airway disease and asthma. *Clin Allergy Immunol.* 2007;19:101–114

20. Louis R, Lau L, Bron A, Roldaan AC, Radermecker M, Djukanović R. The relationship between airways inflammation and asthma severity. *Am J Respir Crit Care Med.* 2000;161:9–16.

21. Robinson D, Hamid Q, Ying S, et al. Predominant TH2-like bronchoalveolar T-lymphocyte population in atopic asthma. *N Engl J Med.* 1992;326(5):298–304.

22. Bradding P, Feather I, Wilson S, et al. Immunolocalization of cytokines in the nasal mucosa of normal and perennial rhinitic subjects. *J Immunol.* 1993;151: 3853–3865.

23. Togias A. Rhinitis and asthma: Evidence for respiratory system integration. *J Allergy Clin Immunol.* 2003;111(6):1171–1183.

24. Halpern M, Schmier J, Richner R, Guo C, Togias A. Allergic rhinitis: a potential cause of increased asthma medication use, costs, and morbidity. *J Asthma.* 2004;41(1):117–126.

25. Pawankar R. Allergic rhinitis and asthma: are they manifestations of one syndrome? *Clin Exp Allergy.* 2006;36:1–4.

26. Committee TECRHSIS. The European Community Respiratory Health Survey II. *Eur Respir J.* 2002;20:1071–1079.

27. Aubier M, Cleriel C, Neukirch F, Herman D. Different effects of nasal and bronchial glucocorticosteroid administration on bronchial hyperresponsiveness in patients with allergic rhinitis. *Am Rev Respir Dis.* 1992;146:122–126.

28. Hirano T, Matsunaga K. Late-onset asthma current perspectives. *J Asthma Allergy.* 2018;11:19–27.

29. Bachert C, Vignola M, Gevaert P, Leynaert B, Van Cauwenberge P, Bousquet J. Allergic rhinitis, rhinosinusitis, and asthma: one airway disease. *Immunol Allergy Clin North Am.* 2004;24:19-43.

30. Dhong H, Hyo K, Cho D. Histopathologic characteristics of chronic sinusitis with bronchial asthma. *Acta Otolaryngol.* 2005;125:169–176.

31. Harlin SL, Ansel DG, Lane SR, Myers J, Kephart GM, Gleich GJ. A clinical and pathologic study of chronic sinusitis: the role of the eosinophil. *J Allergy Clin Immunol.* 1988;81(5 pt 1):867–875.

32. Ponikau JU, Sherris DA, Kephart GM, et al. Features of airway remodeling and eosinophilic inflammation in chronic rhinosinusitis: is the histopathology similar to asthma? *J Allergy Clin Immunol.* 2003;112(5):877–882. doi:10.1016/j.jaci.2003.08.009

33. Bresciani M, Paradis L, Des Roches A, et al. Rhinosinusitis in severe asthma. *J Allergy Clin Immunol.* 2001;107(1):73–80.

34. Ten Brinke A, Grootendorst DC, Schmidt JT, et al. Chronic sinusitis in severe asthma is related to sputum eosinophilia. *J Allergy Clin Immunol.* 2002;109(4): 621–626.

35. Bothwell M, Parsons DS, Talbot A, Barbero GJ, Wilder B. Outcome of reflux therapy on pediatric chronic sinusitis. *Otolaryngol Head Neck Surg.* 1999;121: 255–262.

36. Phipps C, Wood W, Gibson W, Cochran W. Gastroesophageal reflux contributing to chronic sinus disease in children, a prospective study. *Arch Otolaryngol Head Neck Surg.* 2000;126:831–836.

37. Halstead L. Role of gastroesophageal reflux in pediatric upper airway disorders. *Otolaryngol Head Neck Surg.* 1999;120:208–214.

38. Barbero G. Gatroesophgeal reflux and upper airway disease. *Otolaryngol Clin North Am.* 1996;29:27–38.

39. O'Reilly R, Soundar S, Tonb D, et al. The role of gastric pepsin in the inflammatory cascade of pediatric otitis media. *JAMA Otolaryngol Head Neck Surg.* 2015;141(4):350–357.

40. Leason S, Barham H, Oakley, G, et al. Association of gastro-oesophageal reflux and chronic rhinosinusitis: systematic review and meta-analysis. *Rhinology.* 2017;55(1):3–16.

41. Ulualp S, Toohill R, Hoffmann R, Shaker R. Possible relationship of gastroesopha-gopharyngeal acid reflux with pathogenesis of chronic sinusitis. *Am J Rhinol.* 1999; 13:197–202.

42. DiBiase J, Olusola B, Huerter J, Quigley E. Role of GERD in chronic resistant sinusitis: a prospective, open label, pilot trial. *Am J Gastroenterol.* 2002;97: 843–850.

43. DiBiase J, Huerter J, Quigley E. Sinusitis and gastro-esophageal reflux disease. *Ann Intern Med.* 1998;129:1078.

44. DelGaudio J. Direct nasopharyngeal reflux of gastric acid is a contributing factor in refractory chronic rhinosinusitis. *Laryngoscope.* 2005;115:946–957.

45. Chambers D, Davis W, Cook P, Nishioka GJ, Rudman DT. Long-term outcome analysis of functional endoscopic sinus surgery: correlation of symptoms with endoscopic examination findings and potential prognostic factors. *Laryngoscope.* 1997;107:504–510.

46. Kaufman J, Wright G. The effect of nasal and nasopharyngeal irrigation on airway resistance in man. *Am Rev Respir Dis.* 1969;100:626–630.

47. Wyllie J, Kern E, O'Brien P, Hyatt R. Alteration of pulmonary function associated with artificial nasal obstruction. *Surg Forum.* 1976;27:535–537.

48. Nolte D, Berger D. On vagal bronchoconstriction in asthmatic patients by nasal irritation. *Eur J Respir Dis.* 1983;64(suppl):110–114.

49. Madonini E, Briatico-Vangosa G, Pappacoda A, Maccagni G, Cardani A, Saporiti F. Seasonal increase of bronchial reactivity in allergic rhinitis. *J Allergy Clin Immunol.* 1987; 79(2):358–363.

50. Ramsdale EH, Morris MM, Roberts RS, Hargreave FE. Asymptomatic bronchial hyperresponsiveness in rhinitis. *J Allergy Clin Immunol.* 1985;75:573–577.

51. Townley R, Ryo U, Kolotkin B, Kang B. Bronchial sensitivity to methacholine in current and former asthmatic and allergic rhinitis and control subjects. *J Allergy Clin Immunol.* 1975;56:429–442.

52. Fontanari P, Burnet H, Zattara-Hartmann M, Jammes Y. Changes in airway resistance induced by nasal inhalation of cold dry, dry, or moist air in normal individuals. *J Appl Physiol.* 1985;81(4):1739–1743.

53. Kaufman J, Chen J, Wright G. The effect of trigeminal resection on reflex bronchoconstriction after nasal and nasopharyngeal irritation in man. *Am Rev Respir Dis.* 1970;101:768–769.

54. Mullen W, Wyder C. Experimental lesions of lungs produced by inhalation of fluid from

the nose and throat. *Am Rev Tubere.* 1920;4:683–687.

55. McLaurin J. Chest complications of sinus disease. *Ann Otol Rhinol Laryngol.* 1932;41:780–793.

56. Brugman S, Larsen G, Henson P, Honor J, Irvin C. Increased lower airways responsiveness associated with sinusitis in a rabbit model. *Am Rev Respir Dis.* 1993;147:314–320.

57. Nelson J, Karempelis P, Dunitz J, Hunter R, Boyer H. Pulmonary aspiration of sinus secretions in patients with cystic fibrosis. *Int Forum Allergy Rhinol.* 2018; 8(3):385–388.

58. Pratter M. Overview of common causes of chronic cough. *Chest.* 2006;129:59S–62S.

59. Pratter MR. Chronic upper airway cough syndrome secondary to rhinosinus diseases (previously referred to as postnasal drip syndrome). *Chest.* 2006; 129(1):63S–71S.

60. Pratter MR, Bartter T, Akers S, DuBois J. An algorithmic approach to chronic cough. *Ann Intern Med.* 1993;119:977–983.

61. O'Hara J, Jones N. "Post-nasal drip syndrome": most patients with purulent nasal secretions do not complain of chronic cough. *Rhinology.* 2006;44(4):270–273.

62. Yu L, Xu X, Wang L, Yang Z, Lü H, Qiu Z. Capsaicin-sensitive cough receptors in lower airway are responsible for cough hypersensitivity in patients with upper airway cough syndrome. *Med Sci Monit.* 2013;19:1095–1101. doi:10.12659/MSM.889118

63. Dicpinigaitis P. Effect of viral upper respiratory tract infection on cough reflex sensitivity. *J Thorac Dis.* 2014;6(suppl 7):S708–S711.

64. Tran NP, Vickery J, Blaiss MS. Management of rhinitis: allergic and non-allergic. *Allergy, Asthma Immunol Res.* 2011;3(3):148–156. doi:10.4168/aair.2011.3.3.148

65. Kaliner M. The treatment of vasomotor nonallergic rhinitis. In: Baraniuk J, & Shusterman D, eds. *Nonallergic Rhinitis.* New York, NY: Informa Healthcare USA; 2007:351–362.

66. O'Connell F, Thomas V, Pride N, Fuller R. Capsaicin cough sensitivity decreases with successful treatment of chronic cough. *Am J Respir Crit Care Med.* 1994;150(2):374–380.

67. Song WJ, Morice AH. Cough hypersensitivity syndrome: a few more steps forward. *Allergy, Asthma Immunol Res.* 2017;9(5):394–402.

68. Chung KF, McGarvey L, Mazzone SS. Chronic cough as a neuropathic disorder. *Lancet Respir Med.* 2013;1(5):414–422. doi:10.1016/S2213-2600(13)70043-2

69. Ellegard E, Karlsson N, Ellegard L. Rhinitis in the menstrual cycle, pregnancy, and some endocrine disorders. In: Baraniuk J, Shusterman D, eds. *Nonallergic Rhinitis.* New York, NY: Informa Healthcare USA; 2007: 305–321.

70. Alhussien AH, Alhedaithy RA, Alsaleh SA. Safety of intranasal corticosteroid sprays during pregnancy: an updated review. *Eur Arch Oto-Rhino-Laryngology.* 2017;275(2): 1–9.

71. Unlu H, Akyar S, Caylan R, Nalça Y. Concha bullosa. *J Otolaryngol.* 1994;23: 23–27.

72. Bolger W, Clifford A, Parsons D. Paranasal sinus bony anatomic variations and mucosal abnormalities: CT analysis for endoscopic sinus surgery. *Laryngoscope.* 1991;101:56–64.

73. Cannon C. Endoscopic management of concha bullosa. *Otolaryngol Head Neck Surg.* 1994;110:449–454.

74. Elahi M, Frenklel S, Fageeh N. Paraseptal structural changes and chronic sinus disease in relation to the deviated septum. *J Otolaryngol.* 1997;26:236–240.

75. Alkire BC, Bhattacharyya N. An assessment of sinonasal anatomic variants potentially associated with recurrent acute rhinosinusitis. *Laryngoscope.* 2010; 120(3):631–634.

76. Calhoun K, Waggenspack G, Simpson C, Hokanson J, Bailey B. CT evaluation of the

paranasal sinuses in symptomatic and asymptomatic populations. *Otolaryngol Head Neck Surg.* 1991;104(4):480–483.

77. Horwitz Berkun R, Polak D, Shapira L, Eliashar R. Association of dental and maxillary sinus pathologies with ear, nose, and throat symptoms. *Oral Dis.* 2017;July:1–7. doi:10.1111/odi.12805

78. Eloy P, Watelet J, Hatert A, Bertrand B. Thornwaldt's cyst and surgery with powered instrumentation. *B-ENT.* 2006;2(3):135–139.

79. Marzouk H, Aynehchi B, Thakkar P, Abramowitz T, Goldsmith A. The utility of nasopharyngeal culture in the management of chronic adenoiditis. *Int J Pediatr Otorhinolaryngol.* 2012;76(10):1413–1415.

80. Mladina R, Vukovic K, Poje G. The two holes syndrome. *Am J Rhinol Allergy.* 2009; 23(6):602–604.

81. Liu H, Sun C, Han Y, Shang G. Analysis of the causes and treatment of postnasal drip syndrome. *Lin Chung Er Bi Yan Hou Tou Jing Wai Ke Za Zhi.* 2008;22(2):68–69.

82. Bartha L, Baumzweiger W, Buscher DS, et al. Multiple chemical sensitivity: a 1999 consensus. *Arch Environ Health,* 1999;54(3):147–149.

83. Rossi S, Pitidis A. Multiple chemical sensitivity: review of the state of the art in epidemiology, diagnosis and future perspectives. *J Occup Environ Med.* 2017; 60(2):138–146.

84. Chung K, Pavord I. Prevalence, pathogenesis, and causes of chronic cough. *Lancet.* 2008;371:1364–1374.

85. Dheda K, Crawford A, Hagan G, Roberts C. Implementation of British thoracic society guidelines for acute exacerbation of chronic obstructive pulmonary disease: impact on quality of life. *Postgr Med J.* 2004;80(941):169–171.

86. Irwin RS, Baumann MH, Bolser DC, et al. Diagnosis and management of cough executive summary: ACCP evidence-based clinical practice guidelines. *Chest.* 2006;129(suppl 1):1S–23S.

87. Hampton T. New guidelines released for managing cough. *J Am Med Assoc.* 2006; 295(7):746–747.

88. Editorial. Cough guidelines choke on evidence. *Lancet.* 2006;367(9507):276.

89. Irwin R, Curley F, French C. Chronic cough. The spectrum and frequency of causes, key components of the diagnostic evaluation, and outcome of specific therapy. *Am Rev Respir Dis.* 1990;141(3):640–647.

90. Irwin R, Corrao W, Pratter M. Chronic persistent cough in the adult: the spectrum and frequency of cases and successful outcome of specific therapy. *Am Rev Respir Dis.* 1981;123:413–417.

91. Morice AH, McGarvey L, Pavord I. Recommendations for the management of cough in adults. *Thorax.* 2006;61(suppl 1):1–25.

92. Gawchik S, Goldstein S, Prenner B, John A. Relief of cough and nasal symptoms associated with allergic rhinitis by mometasone furoate nasal spray. *Ann Allergy, Asthma Immunol.* 2003;90(4):416–421.

93. Dicpinigaitis PV, Gayle YE. Effect of the second-generation antihistamine, fexofenadine, on cough reflex sensitivity and pulmonary function. *Br J Clin Pharmacol.* 2003;56(5):501–504.

94. Muether P, Gwaltney J. Variant effect of first- and second-generation antihistamines as clues to their mechanism of action on the sneeze reflex in the common cold. *Clin Infect Dis.* 2001;33:1483–1488.

95. McLeod R, Mingo G, O'Reilly S, Ruck LA, Bolser DC, Hey JA. Antitussive action of antihistamine is independent of sedative and ventilation activity in the guinea pig. *Pharmacology.* 1998;57:57–64.

96. Packman E, Ciccone P, Wilson J, Masurat T. Antitussive effects of diphenhydramine on the citric acid aerosol-induced cough response in humans. *Int J Clin Pharmacol Ther Tox.* 1991;29:218–222.

97. Studham J, Fuller R. The effect of oral terfenadine on the sensitivity of the cough reflex in normal volunteers. *Pulm Pharmacol.* 1992;5:51–52.

98. Tanaka S, Hirata K, Kurihara N, Yoshikawa J, Takeda T. Effect of loratadine, an H1 antihistamine, on induced cough in non-asthmatic patients with chronic cough. *Thorax.* 1996;51:810–814.

99. Lilienfield L, Rose J, Princiotto J. Antitussive activity of diphenhydramine in chronic cough. *Clin Pharmacol Ther.* 1976;19:421–425.

100. Ciprandi G, Buscaglia S, Catrullo A, Marchesi E, Bianchi B, Canonica GW. Loratadine in the treatment of cough associated with allergic rhinoconjunctivitis. *Ann Allergy Asthma Immunol.* 1995;75:115–120.

101. McGarvey L, Heaney L, Lawson J, et al. Evaluation and outcome of patients with chronic non-productive cough using a comprehensive diagnostic protocol. *Thorax.* 1998; 53:738–743.

102. Macedo P, Saleh H, Torrego A, et al. Postnasal drip and chronic cough: an open interventional study. *Respir Med.* 2009;103(11):1700–1705.

103. Zanasi A, Lecchi M, Del Forno M, et al. A randomized, placebo-controlled, double-blind trial on the management of post-infective cough by inhaled ipratropium and salbutamol administered in combination. *Pulm Pharmacol Ther.* 2014;29(2):224–232.

104. Holmes P, Barter C, Pierce R. Chronic persistent cough: use of ipratropium bromide in undiagnosed cases following upper respiratory tract infection. *Respir Med.* 1992;86:425–429.

105. Lowry R, Wood A, Higenbottam T. The effect of anticholinergic bronchodilator therapy on cough during upper respiratory tract infections. *Br J Clin Pharmacol.* 1994;37(2):187–191.

106. Dicpinigaitis P, Spinner L, Santhyadka G, Negassa A. Effect of tiotropium on cough reflex sensitivity in acute viral cough. *Lung.* 2008;186:369–374.

107. Bateman ED, Rennard S, Barnes P J, et al. Alternative mechanisms for tiotropium. *Pulm Pharmacol Ther.* 2009;22(6):533–542.

108. Harvey R, Hannan S, Badia L, Scadding G. Nasal saline irrigations for the symptoms of chronic rhinosinusitis. *Cochrane Database Syst Rev, 3.* 2007;CD006394.

109. Van Den Berg J, De Nier L, Kaper N, et al. Limited evidence: higher efficacy of nasal saline irrigation over nasal saline spray in chronic rhinosinusitis–an update and reanalysis of the evidence base. *Otolaryngol Head Neck Surg.* 2014;150:16–21.

110. Pynnonen M, Mukerji S, Kim H, Adams ME, Terrell JE. Nasal saline for chronic sinonasal symptoms: a randomized controlled trial. *Otolaryngol Head Neck Surg.* 2007;

133:1115–1120.

111. Brown CL, Graham SM, Cable BB, Ozer EA, Taft PJ, Zabner J. Xylitol enhances bacterial killing in the rabbit maxillary sinus. *Laryngoscope.* 2004;114(11): 2021–2024.

112. Kurola P, Tapiainen T, Sevander J, et al. Effect of xylitol and other carbon sources on STREPTOCOCCUS PNEUMONIAE biofilm formation and gene expression in vitro. *Apmis.* 2011;119(2):135–142.

113. Lin L, Tang X, Wei J, Dai F, Sun G. Xylitol nasal irrigation in the treatment of chronic rhinosinusitis. *Am J Otolaryngol Head Neck Med Surg.* 2017;38(4):383–389. doi:10.1016/j.amjoto.2017.03.006

114. Weissman JD, Fernandez F, Hwang PH. Xylitol nasal irrigation in the management of chronic rhinosinusitis: a pilot study. *Laryngoscope.* 2011;121(11): 2468–2472.

115. Alandejani T, Marsan J, Ferris W, Slinger R, Chan F. Effectiveness of honey on STAPHYLOCOCCUS AUREUS and PSEUDOMONAS AERUGINOSA aeruginosa biofilms. *Otolaryngol Head Neck Surg.* 2009;141(1):114–118.

116. Al-Waili N, Salom K, Butler G, Al Ghamdi A. Honey and microbial infections: a review supporting the use of honey for microbial control. *J Med Food.* 2001; 14(10):1079–1096.

117. Cordray S, Harjo JB, Miner, L. Comparison of intranasal hypertonic Dead Sea saline spray and intranasal aqueous triamcinolone spray in seasonal allergic rhinitis. *Ear, Nose, Throat J.* 2005;84(7):426–430.

118. Chyrek-Borowska S, Obrzut D, Hofman J. The relation between magnesium, blood histamine level and eosinophilia in the acute stage of the allergic reactions in humans. *Arch Immunol Ther Exp.* 1978;26:709–712.

119. Larbi K, Gomperts B. Complex pattern of inhibition by magnesium of exocytosis from permeabilised eosinophils. *Cell Calcium.* 1997;21:213–219.

120. Varshney R, Lee JT. Current trends in topical therapies for chronic rhinosinusitis: update and literature review. *Expert Opin Drug Deliv.* 2017;14(2):257–271.

121. Chiu A, Palmer J, Woodworth B, et al. Baby shampoo nasal irrigations for the symptomatic post-functional endoscopic sinus surgery patient. *Am J Rhinol.* 2008;22:34–37.

122. Farag A, Deal A, McKinney K, et al. Single-blind randomized controlled trial of surfactant vs. hypertonic saline irrigation following endoscopic endonasal surgery. *Int Forum Allergy Rhinol.* 2013;3:276–280.

123. Valentine R, Jervis-Bardy J, Psaltis A, Tan LW, Wormald PJ. Efficacy of using a hydrodebrider and of citric acid/zwitterionic surfactant on a Staphylococcus aureus bacterial biofilm in the sheep model of rhinosinusitis. *Am J Rhinol Allergy.* 2011;25:323–326.

124. Gottardi W, Nagl M. N-chlorotaurine, a natural antiseptic with outstanding tolerability. *J Antimicrob Chemother.* 2010;65(3):399–409.

125. Neher A, Fischer H, Appenroth E. Tolerability of N-chlorotaurine in chronic rhinosinusitis applied via Yamik catheter. *Auris Nasus Larynx.* 2005;32(4):359–364.

126. Gelardi M, Iannuzzi L, Quaranta N. Intranasal sodium hyaluronate on the nasal cytology of patients with allergic and nonallergic rhinitis. *Int Forum Allergy Rhinol.* 2013;3(10):807–813.

127. Ternesten-Hasséus E, Johansson EL, Millqvist E. Cough reduction using capsaicin.

Respir Med. 2015;109(1):27–37.

128. Lacroix J, Buvelot J, Polla B, Lundberg J. Improvement of symptoms of nonallergic chronic rhinitis by local treatment with capsaicin. *Clin Exp Allergy.* 1991;21:595–600.

129. Kushnir NM. The role of decongestants, cromolyn, guafenesin, saline washes, capsaicin, leukotriene antagonists, and other treatments on rhinitis. *Immunol Allergy Clin North Am.* 2011;31(3):601–617.

130. Van Gerven L, Alpizar YA, Wouters MM, et al. Capsaicin treatment reduces nasal hyperreactivity and transient receptor potential cation channel subfamily V, receptor 1 (TRPV1) overexpression in patients with idiopathic rhinitis. *J Allergy Clin Immunol.* 2014;133(5).

第四章

反流性疾病

一、概　述

胃食管反流(gastroesophageal reflux,GER)和咽喉反流(laryngopharyngeal reflux,LPR)是引起气道刺激和炎症的常见病因。GER 是胃内容物反流至食管、咽喉、口腔和 / 或肺部。LPR 指胃内容物反流入咽喉部并引起损伤[1]。LPR 的临床表现包括慢性咳嗽、发声困难、清嗓、声门下狭窄和咽喉部异物感等。临床评估 LPR 的常用方法包括反流体征评分量表(RFS)和反流症状指数量表(RSI)[2-4]。然而,这些量表对明确 GERD 相关慢性咳嗽的敏感性和特异性都较低。反流物中的胃酸、胃蛋白酶、细菌、胆汁和胰酶会刺激食管和气管黏膜。反流多发生在餐后或进餐过程中,最多可达 50 次 /d,且常无症状[5]。目前认为反流是引起慢性咳嗽的原因之一,但需要进行全面评估才能明确反流与慢性咳嗽的相关性。因此,病理性的 GER 或 LPR 与典型 LPR 临床症状不一定相关。

GERD 是指由 GER 引起的疾病,表现为局部组织受损和特定的临床症状[6]。这些症状包括餐后烧心、仰卧位反流、夜间窒息、反胃、口中酸味、上腹烧灼感、口臭、胸骨后疼痛、呕吐和牙蚀症[7]。流行病学调查提示,近 60% 的患者都有烧心、反流、吞咽困难等 GER 相关症状[8]。值得注意的是,有胃食管反流并不能确定反流与慢性咳嗽的因果关系。诊断 GERD 相关咳嗽时,应当明确反流和咳嗽发作之间的相关性[9]。然而,LPR 相关症状并不总是和反流及咳嗽相关。采用最新的阻抗检测技术,在外科抗反流手术患者的术前诊断中观察也是如此。

二、胃食管反流性咳嗽的流行病学

咳嗽是一种复杂的保护性反射,是机体的感觉传入、呼吸功能和肌肉活动对有害刺激的协调反应。在耳鼻咽喉科就诊的慢性咳嗽患者中,86% 的患者咳嗽原因是鼻后滴漏、哮喘和 GERD。在免疫功能正常、不吸烟、未服用血管紧张素转换酶抑制(ACEI)的人群中,99.4% 的患者咳嗽是鼻后滴漏、哮喘和 GERD 所致[10]。因此,在诊断 GERD 相关慢性咳嗽之前,应由呼吸内科排除哮喘、慢性阻塞性肺病、非哮喘性嗜酸性支气管炎等肺部疾病导致的咳嗽[11,12]。2016年 *Chest* 发表的"慢性咳嗽护理指南和专家共识"指出即使缺乏胃肠道症状,GER 仍然可能引起慢性咳嗽[13]。在过去的20年里,GERD 和 LPR 有可能被过度诊断为难治性咳嗽的主要病因。尽管有研究报道,在大多数不明原因慢性咳嗽患者中,采用双 pH 值阻抗检测并没有发现病理性的近端或远端食管反流[1]。然而,随着越来越多的研究采用阻抗导管跨越食管上括约肌进行检测,而且病理性下咽反流事件定义也更加明确,病理性反流的检出率也随之增加。

大多数与反流相关的慢性咳嗽患者都表现出典型的烧心症状,少数患者慢性咳嗽可能的原因是无症状的非酸反流。质子泵抑制剂(proton-pump inhibitor,PPI)对烧心患者可能更有效,这促使2016年 *Chest* 的最新指南不建议对咳嗽患者进行经验性 PPI 治疗[13]。因此,我们认为反流是慢性咳嗽少见但重要的原因。难治性咳嗽可能是由未确诊的非酸反流所致,在大型综合医院接诊难治性咳嗽患者时应进行全面评估。这部分内容将在第九章难治性慢性咳嗽的诊疗模式中详细讨论。

三、反流引起咳嗽的机制

咳嗽反射是由气管和支气管树的 C 纤维以及呼吸肌介导的自主或不自主控制的复杂机制。最新研究显示,支配食管、上呼吸道、上消化道的迷走神经参与咳嗽反射。这些迷走神经传入纤维在延髓孤束核的脑干部汇合,与咳嗽反射密切相关[14,15]。GERD 反流的胃内容物可以刺激分布在上呼吸道、上消化道和咽部的咳嗽传入神经纤维。微量或大量的误吸也会刺激下呼吸道的传入神经纤维,引起慢性咳嗽[16]。大量研究提示,仅食管中的酸刺激就足以引发食管、气管、支气管咳嗽反射。Harding 等发现,间歇性慢性咳嗽与食管远端酸反流有时间关系,而与近端反流无关[10]。放置在反流性食管炎患者食管下括约肌的 pH 值探针检测发现,90% 的 GERD 相关咳嗽发生在反流后 5 分钟。因此,胃酸反流仅到食管远端就足以引发强烈刺激导致咳嗽,这是有反流症状患者中发生与 GERD 相关慢性咳嗽的一个普遍机制。咳嗽本身也可以通过增加腹内压诱发胃食管反流,咳嗽与胃食管反流形成恶性循环,加重慢性咳嗽[17]。

四、反流的诊断

1. 临床表现和初步评估

GERD 相关咳嗽临床表现具有多样性[18]。多数反流相关咳嗽患者出现干咳,伴有肺部疾病如支气管扩张或慢性支气管炎的患者可能出现咳痰或干咳,且并不能除外

LPR 的影响。在确定反流为咳嗽的病因前,一般应首先对咳嗽进行全面评估,包括以下内容[19]:

(1) 长期大量吸烟者,应首先对肺部进行检查及评估。

(2) 可能引起咳嗽的药物,如血管紧张素转换酶抑制剂和血管紧张素受体阻滞剂,应该保持一段试验期。

(3) 患者咳嗽病程超过 4 周,应进行胸部 X 线片或 CT 检查。必要时,行低剂量 CT 筛查肺癌。

(4) 进行肺功能检测(乙酰甲胆碱激发)和痰液检查,有条件时完善支气管镜检查和支气管肺泡灌洗以排除咳嗽变异性哮喘或非哮喘性嗜酸性支气管炎等咳嗽常见病因。许多学者还建议行诊断性糖皮质激素吸入治疗数周。

(5) 评估过敏和鼻窦炎,并配合诊断性药物治疗,以排除上呼吸道咳嗽综合征(UACS)。

临床上,病理性反流患者可能 75% 的时间都缺乏典型 GERD 相关症状。这些患者多数有喉部激惹的食管高敏感性。然而,对于同时伴有烧心和反流等 GERD 相关症状的慢性咳嗽患者而言,反流可能是引起慢性咳嗽的原因。

2. 内镜检查

有 LPR 症状者应常规进行喉镜检查来评估是否存在声门上结构异常、咽壁水肿、后连合增生、弥漫性喉部黏膜红斑、喉室消失、假性声带沟、喉分泌物增多。重要的是需要明确 GERD 是否是喉炎唯一的病因。这些异常多数与 GERD 有关,也是喉炎的常见表现。喉炎的病因很多,包括阻塞性睡眠呼吸暂停和喉部过敏,此外,系统性疾病如结节病或淀粉样变也可引起喉炎[20]。

消化科常用胃镜检查和组织活检来评估是否存在局部炎症或异型增生。反流性食管炎患者通常存在内镜下和 / 或组织病理学上的炎症改变,提示持续性的食管黏膜炎性损伤。根据胃镜下反流性食管炎表现来诊断反流有高达 97% 的特异性。然而,50%有反流症状的患者胃镜检查没有提示反流性食管炎,这种情况可能是内镜下阴性的胃食管反流病[21]。GERD 症状的严重程度与组织活检中的食管损伤程度相关性差,与食管黏膜能耐受损伤且能快速修复有关。有明显 LPR 或 GERD 相关症状的患者,可能有食管蠕动障碍,需进行高分辨率测压法(high-resolution manometry,HRM)来明确诊断。HRM 可以明确食管蠕动改变、食管括约肌功能不全、神经损伤,结合食管阻抗能有效监测食团的通过及反流。

喉镜和可视内镜检查有助于发现由于声门功能不全而引起的其他功能障碍,例如由于咽喉功能不全而引起的发声困难、癔球症及清嗓等。所有慢性咳嗽患者均应进行喉镜检查以排除其他病变导致的咽喉部刺激。关于 LPR 的最新研究使用调查量表进行

LPR 的临床诊断,但是这一方法的实用性有待进一步研究。由于 LPR 患者主诉常常模糊不清,症状又不具有特异性,基于患者调查的测评工具如 RSI 和 RFS 的结果存在不稳定性[22]。RFS 在耳鼻咽喉科常用,通过反流与喉水肿、红斑、分泌物增多的相关性来推断是否存在咽喉反流相关损伤。喉镜检查可能提示持续性反流,但由于这些非特异性喉部病变的病因很多,因此不能确定其与反流的相关性。

3. 客观的反流检测

对内镜下疑似 LPR 的患者,往往需要进一步的客观检测才能确诊,特别是有严重症状的患者或考虑外科手术治疗的患者。临床上还没有统一的标准方法可以进行客观的反流检测。对于慢性咳嗽的评估,耳鼻咽喉科和消化科目前使用的几种检测方法各有优点和争议。我们认为,对于疑似 LPR 的患者,客观的反流检测应包括食管近端和咽部的阻抗检测。有很多患者远端食管可能为生理性反流,而近端食管为严重的病理性反流。因此,不能只评估远端食管的反流状况。目前,多通道腔内阻抗联合 pH 值(MII-pH)监测可以提供最可靠的数据。MII-pH 探针包括位于食管远端和食管近端或下咽的双 pH 值传感器,这取决于探针的选择和放置部位。这些探针还包括远端 pH 值传感器和位于食管近端的第三组配对阻抗阵列,用于检测顺行和逆行的食团传输。专为 LPR 患者设计的新型阻抗 / pH 值探针可用于评估近端酸反流和非酸反流,如 ComforTec LPR 探针阵列。LPR 探针(hypopharyngeal-esophageal MII with dual pH,HEMII-pH)具有下咽 - 食管多通道阻抗和双 pH 值传感器检测功能。关于 HEMII-pH 探针将在本书后面的内容介绍(请参考第九章难治性慢性咳嗽的诊疗模式)。上述检测方法有助于对胃食管反流传统的 DeMeester 评分进行再评估,也有助于对胃食管反流(近端和远端)与临床症状相关性进行研究。由于不同探针的阵列不同和放置方式不同,不同研究对近端食管阻抗数据的解释仍然存在较大争议;但多数研究认为频繁发生的近端食管和下咽反流事件是病理性的[23,24]。

消化内科评估 LPR 的标准方法是通过胃镜检查和在远端食管放置无线胶囊传感器进行 pH 值监测。无线检测的优点是患者耐受性好,能为传统的 GERD 评估提供有力证据,包括 DeMeester 评分。目前,消化科医生主张对有明显胃食管反流症状的患者进行动态 pH 值监测。然而,动态 pH 值监测对非酸反流无效,也不能测量近端食管的反流程度。我们发现,许多有近端食管异常反流的患者远端食管无病理性反流,其中很多可能是非酸反流,因此不能在进行动态 pH 值监测时被发现。

咳嗽和反流的时间相关性有助于评估反流相关咳嗽。Francis 等在最近的一项双盲横断面研究中,使用了同步时间频率和 MII-pH 来监测反流事件[25]。他们发现在特发性慢性咳嗽患者中,咳嗽随反流增加而加重。同样值得注意的是,研究者发现反流与新发咳嗽的频率增加有关。总之,慢性咳嗽患者中有 70% 表现出反流和咳嗽之间存在时间相关性。

研究发现胃蛋白酶是反流检测的可靠分子标记物[26]。胃蛋白酶仅由胃黏膜主细胞产生，因而酸性和非酸性反流物中都会含有胃蛋白酶。胃蛋白酶沉积在咽喉部可以被酸性食物激活并引起炎症损伤。因此，在喉部和口咽分泌物中发现胃蛋白酶可能与胃食管反流有关。一项正在进行中的研究试图证明喉内胃蛋白酶与 LPR 症状之间存在因果关系[27]。最近，在一项小规模的前瞻性研究中，8 名成年人在抗反流手术后，有 7 人烧心和咳嗽等反流症状得到改善且喉部活检提示胃蛋白酶消失[28]。在反流检测中，像胃蛋白酶这样的分子标记物非常有意义。关于目前胃蛋白酶检测在咳嗽诊疗中的更多信息，请参见第五章咽喉反流性疾病的医学基础。

五、治　疗

1. 饮食和生活方式管理

既往研究发现，改变饮食和生活方式可以减少反流，并可能对慢性咳嗽产生积极影响。一般来说，减轻体重有益于减轻反流，因为腹型肥胖会增加腹内压、阻塞性睡眠呼吸暂停风险和反流事件的发生。对重度肥胖患者进行的随机对照试验发现，随着体重指数的下降，食管反流会减少。对多数患者而言，减肥是一项挑战，长期保持减肥效果就更加困难。其他的生活方式建议还包括戒烟、减少咖啡因摄入、限制饮用碳酸饮料，以上措施可减轻 GERD 症状。最近流行特定的低脂、低酸和抗反流饮食，这种饮食风险低，但疗效不确定。也有发现巧克力、红酒和薄荷可以降低食管下括约肌张力，有可能加重反流。抬高床头 10cm 左右（垫高枕头通常无效，因为患者在睡眠过程中会滑落到平坦位置），由于重力作用也可以降低反流发作的频率和程度，此外左侧卧位睡眠也有类似效果。有些药物会加重胃食管反流，例如阿司匹林、硝酸盐、钙离子通道阻滞剂[29]。

2. 药物治疗

存在 GERD 症状（如烧心、反酸、胃烧灼感）的慢性咳嗽患者，应在排除肺部疾病后，针对反流进行治疗，包括经验性药物治疗。如有吞咽梗阻感，应行食管钡餐造影、胃镜检查并活检等。如有明显的 GERD 症状，且没有预警信号（吞咽困难、体重减轻、食物嵌顿、呕血），可在明确喉部情况后开始药物治疗，不必进一步检查。GERD 常用的药物治疗是 PPI 每天 2 次，早餐和晚餐前 30 分钟服用，持续 2~3 个月[30]。也可以考虑增加夜间 H_2 受体阻滞剂辅助治疗。促胃肠动力药，如胃复安通常用于治疗儿童胃食管反流[31]。持续的药物治疗很重要，如果服药中断，PPI 治疗可能疗效欠佳[27]。海藻酸钠悬浮液也可用于非酸反流患者或因过敏或医学禁忌而不能服用 PPI 的患者。这类药物可在胃内容物表面形成物理屏障，阻止胃液反流通过食管下括约肌，并在一些研究中显示可以减少 GERD 和 LPR 相关症状[32]。由于这类药物在胃内随胃排空而排出，因此每天至少需要服用 4 次或更多(通常在饭后和睡前服用)。更重要的是，临床医生最好在药物治疗开始后的 3 个月对患者进行随访评估。如果有效，患者可以逐渐停药；如果无效，对高度怀疑反流的患者则需进行客观反流检测，最好是 HEMII-pH 检测[33]。

六、手 术 治 疗

通常存在严重反流状况(如烧心、反流、严重食管裂孔疝)的患者需要进行外科手术，外科手术对减轻反流相关咳嗽也有效。GERD 手术治疗相关研究一般都未采用对照和盲法，且各项研究术前和术后评估标准也各不相同。Kaufman 等报道在 128 例接受腹腔镜抗反流手术治疗的患者中，超过 90% 的烧心、反流症状和 65%~75% 的咳嗽、声音嘶哑症状明显好转[34]。Jobe 等发现，16 名有明显食管近端反流的患者在进行胃底折叠术后咳嗽明显缓解，其中 13 名患者咳嗽完全缓解[35]。一篇综述纳入 9 项关于 GERD 相关咳嗽外科治疗前瞻性研究，结果发现 85% 的患者接受手术治疗后咳嗽缓解[36]。不断有研究发现，很多反流相关咳嗽患者尽管 DeMeester 评分正常但存在明显非酸反流，提示有必要对这些患者进行 HEMII-pH 检测来评估是否需要手术治疗[37]。

胃肠外科医生建议在外科手术前需要进行检查以评估患者反流的程度。这些检查主要包括胃镜、食管钡餐造影、食管测压、恰当的 pH 值探针检测(MII-pH、HEMII-pH、无线胶囊)。通常包括以下指标[38,39]：

1. 24 小时动态 pH 值检查阳性(MII-pH、HEMII-pH、远端食管无线 pH 值检测)。

2. 典型的 GERD 临床表现，并已充分排除其他的咳嗽病因。

3. 内科药物治疗无效。

4. GERD 并发症(食管炎、Barrett 食管、食管裂孔疝)。

5. 食管动力基本正常，以免胃底折叠术后出现吞咽困难。

6. 严重咳嗽影响患者生活质量(这种情况下，若患者了解手术风险，不一定要求有明显烧心、反流等 GERD 症状)[40,41]。

Nissen 胃底折叠术已有 20 多年的历史，是目前针对难治性反流患者最佳的手术治疗方法。符合严格手术指征的患者在进行胃底折叠术后，慢性咳嗽、癔球症、发声困难以及其他 LPR 相关症状均有缓解[42,43]。有烧心和典型 GERD 症状的咳嗽患者疗效最佳。Linx 反流管理系统利用一个通过磁力机械手段来增强食管下括约肌功能，增加食管下段压力[7]。尽管新版本的系统与 1.5T 以下的 MRI 兼容，但仍会影响患者接受 MRI 检查。腹腔镜 Roux-en-Y 胃旁路术对缓解肥胖患者的 GERD 相关症状最有效。外科手术指征还包括 BMI 大于 40 或大于 35 且同时合并两种以上肥胖相关疾病(2 型糖尿病、高血压、阻塞性睡眠呼吸暂停、心脏病、血脂异常等)。长期的临床观察发现外科手术治疗后患者 GERD 相关症状明显改善。因此,有反流的患者符合外科手术指征时尽早考虑手术治疗[7,28]。

七、总　结

治疗反流相关慢性咳嗽患者时,需进行临床评估和辅助检查。首先,应记录完整的病史资料,并排查肺部病变等以除外其他引起咳嗽的病因。有湿性咳嗽、持续吸烟、服用 ACEI、胸部影像学异常的患者,其咳嗽可能与反流无关。根据具体情况,对疑似反流相关咳嗽患者需进一步诊治,包括诊断性 PPI 治疗和 / 或客观反流检测,并密切随访观察病情变化。关于胃蛋白酶在 LPR 中的作用和慢性咳嗽等症状之间的联系,以及食管近端和下咽阻抗的规范数据的研究仍在继续发展。在考虑抗反流手术时,记录异常食管酸暴露的存在是至关重要的,作者倾向用 HEMI-pH 以真正评估症状表现中非酸反流的程度。客观反流检测既能证实食管反流存在,又有助于进一步治疗方案(药物或外科抗反流手术)的选择。需要长期随访的随机对照研究进一步评估 HEMII-pH 和胃蛋白酶检测等新技术在慢性咳嗽诊疗中的作用。

八、思 维 拓 展

慢性咳嗽与反流

反流并不是慢性咳嗽的常见原因,但很多患者被误诊为反流相关咳嗽。在大型综合医院就诊的慢性咳嗽患者病因多数不是反流,尤其不是酸反流。多数患者咳嗽病因是肺部疾病、鼻窦炎、服用 ACEI 和声门闭合不全。一方面,有反流的患者多数没有症状,另一方面,反流相关咳嗽患者也可能只是食管高敏感而没有近端食管反流。临床医生应慎重选择慢性咳嗽患者的反流评估方法和治疗方案,也应对慢性咳嗽患者的检测结果、治疗反应、方案调整、停药时机进行密切随访。许多患者在没有明确理由的情况下服用 PPI 进行试验性治疗,并持续服用数十年。我们认为,言语治疗师的评估和治疗对慢性咳嗽患者是有益的,可以减轻咳嗽严重程度,并减少不良行为引起的慢性咽喉刺激(请参阅第八章咳嗽管理:言语 - 语言病理学家在慢性咳嗽治疗中的角色)。

　　对于有慢性咳嗽等非典型症状的 GERD 患者,消化科的检查方法包括胃镜检查和动态 pH 值监测。过去几年,由于 MII-pH 检测缺乏标准数据,以及外科抗反流手术对基于阻抗检测和症状关联的慢性咳嗽患者疗效不确定,消化病学界对 MII-pH 检测的关注降低。随着研究进展,研究者建议使用 MII-pH(最好是 HEMII-pH)评估近端反流事件高风险人群,包括 DeMeeter 评分正常的慢性咳嗽患者和非典型症状的 GERD 患者。很多有全反流(以 pH 值小于 4.0 的时间百分比来衡量)和持续性全段反流或下咽反流的患者采用传统检测方法会被漏诊。食管近端和咽部反流(酸性和非酸性)的正常值和病理数据有待进一步研究。目前尚缺乏根据客观反流检测进行外科抗反流手术患者术后随访的数据。至今,尽管小规模的临床研究发现根据客观反流检测进行外科抗反流手术疗效很好,但在反流检测方法、探头选择、数据解释等方面尚未达成共识。

九、本 章 要 点

　　1. 诊断反流相关慢性咳嗽应慎重。

　　2. 在进行反流检测和 / 或经验性药物治疗之前,要排除其他常见的咳嗽病因,包括吸烟、肺部病变、UACS / 鼻窦炎、服用 ACEI。

　　3. 建议慢性咳嗽患者实施戒烟、减肥等生活方式和饮食习惯的调整。

　　4. 对疑似反流患者,尽早选择 MII-pH(建议 HEMII-pH)。食管 pH 值监测有助于典型 GERD 的评估,但无法对非典型 GERD(LPR)症状的患者进行近端食管反流的评估。

　　5. 如果采用诊断性 PPI 治疗,则需要进行 2~3 个月的密切随访,从而评估疗效和制订下一步诊疗方案。避免患者不必要地长期服用 PPI。

　　6. 外科抗反流手术适用于高 DeMeeter 评分、食管裂孔疝、肥胖的患者,以及有咽部和食管反流的难治性慢性咳嗽患者。

　　7. 有关近端食管和下咽阻抗的正常值、检测反流的生物标记物(如胃蛋白酶)、外科抗反流手术的长期疗效有待进一步研究。

(译者　高采平　庄佩耘)

参 考 文 献

1. Cumpston EC, Blumin JH, Bock JM. Dual pH with multichannel intraluminal impedance testing in the evaluation of subjective laryngopharyngeal reflux symptoms. *Otolaryngol Head Neck Surg*. 2016;155(6):1014–1020. doi:10.1177/ 0194599816665819

2. Belafsky P, Postma G, Koufman J. The validity and reliability of the reflux finding score (RFS). *Laryngoscope.* 2001;111(8):1313–1317. doi:10.1097/0000 5537-2001080000-00001

3. Ford CN. Evaluation and management of laryngopharyngeal reflux. *JAMA.* 2005;294(12):1534. doi:10.1001/jama.294.12.1534

4. Chen M, Hou C, Chen T, Lin Z, Wang X, Zeng Y. Reflux symptom index and reflux finding score in 91 asymptomatic volunteers. *Acta Oto-Laryngol.* 2018; 138(7):659–663. doi: 10.1080/00016489.2018.1436768

5. Irwin RS. Chronic cough due to gastroesophageal reflux disease. *Chest.* 2006; 129(1). doi:10.1378/chest.129.1_suppl.80s

6. Johnston N, Dettmar PW, Strugala V, Allen JE, Chan WW. Laryngopharyngeal reflux and GERD. *Ann N Y Acad Sci.* 2013;1300(1):71–79. doi:10.1111/nyas.12237

7. Kethman W, Hawn M. New approaches to gastroesophageal reflux disease. *J Gastrointest Surg.* 2017;21(9):1544–1552. doi:10.1007/s11605-017-3439-5

8. Locke G, Talley N, Fett S, Zinsmeister A, Melton L. Prevalence and clinical spectrum of gastroesophageal reflux: a population-based study in Olmsted County, Minnesota. *Gastroenterol.* 1997;112(5):1448–1456. doi:10.1016/s00165085(97)70025-8

9. Morice A. Recommendations for the management of cough in adults. *Thorax.* 2006;61(suppl 1):i1–i24. doi:10.1136/thx.2006.065144

10. Harding SM, Richter JE. The role of gastroesophageal reflux in chronic cough and asthma. *Chest.* 1997;111(5):1389–1402. doi:10.1378/chest.111.5.1389

11. Martin MJ, Harrison TW. Causes of chronic productive cough: An approach to management. *Resp Med.* 2015;109(9):1105–1113. doi:10.1016/j.rmed.2015.05.020

12. Cockcroft D. Eosinophilic bronchitis as a cause of cough. *Chest.* 2000;118(1):277. doi:10.1378/chest.118.1.277

13. Kahrilas PJ, Field SK, Harding SM, et al; CHEST Expert Cough Panel. Chronic cough due to gastroesophageal reflux in adults: Chest Guideline and Expert Panel report. *Chest.* 2016;150(6):1341–1360. doi:10.1016/j.chest.2016.08.1458

14. Chung K. Review series: chronic cough: future directions in chronic cough: mechanisms and antitussives. *Chron Respir Dis,* 2007;4(3):159–165. doi:10.1177/ 1479972307077894

15. Herregods TVK, Pauwels A, Jafari J, et al. Determinants of reflux-induced chronic cough. *Gut.* 2017;66(12):2057–2062. doi:10.1136/gutjnl-2017-313721

16. Decalmer S, Stovold R, Houghton LA, et al. Chronic cough: relationship between microaspiration, gastroesophageal reflux and cough frequency. *Chest.* 2012;142(4):958–964. doi:10.1378/chest.12-0044

17. Francis DO, Slaughter JC, Ates F, et al. Airway hypersensitivity, reflux, and phonation contribute to chronic cough. *Clin Gastroenterol Hepatol.* 2016;14(3):378–384. doi:10.1016/ j.cgh.2015.10.009

18. Harding SM, Richter JE. The role of gastroesophageal reflux in chronic cough and asthma. *Chest.* 1997;111(5):1389–1402. doi:10.1378/chest.111.5.1389

19. Irwin RS. Chronic cough due to gastroesophageal reflux disease. *Chest.* 2006; 129(1). doi:10.1378/chest.129.1_suppl.80s

20. ASGE Standards of Practice Committee; Muthusamy VR, Lightdale JR, Acosta RD, et al. The role of endoscopy in the management of GERD. *Gastrointest Endosc.* 2015;81(6):1305–1310. doi:10.1016/j.gie.2015.02.021

21. Badillo R. Diagnosis and treatment of gastroesophageal reflux disease. *World J*

Gastrointest Pharmacol Ther. 2014;5(3):105. doi:10.4292/wjgpt.v5.i3.105

22. Chang B, MacNeil S, Morrison M, Lee P. The reliability of the reflux finding score among general otolaryngologists. *J Voice.* 2015;29(5):572–577. doi:10.1016/j.jvoice.2014.10.009

23. Zerbib F, Roman S, Bruley Des Varannes S, et al; Groupe Français De Neuro-Gastro-entérologie. Normal values of pharyngeal and esophageal 24-hour pH impedance in individuals on and off therapy and interobserver reproducibility. *Clin Gastroenterol Hepatol.* 2013;11(4):366–372. doi:10.1016/j.cgh.2012.10.041

24. Hoppo T, Sanz AF, Nason KS, et al. How much pharyngeal exposure is "normal"? normative data for laryngopharyngeal reflux events using hypopharyngeal multichannel intraluminal impedance (HMII). *J Gastrointest Surg.* 2011;16(1):16–25. doi:10.1007/s11605-011-1741-1

25. Francis DO, Slaughter JC, Ates F, et al. Airway hypersensitivity, reflux, and phonation contribute to chronic cough. *Clin Gastroenterol Hepatol.* 2016;14(3):378–384. doi:10.1016/j.cgh.2015.10.009

26. Rosen R, Johnston N, Hart K, Khatwa U, Nurko S. The presence of pepsin in the lung and its relationship to pathologic gastro-esophageal reflux. *Neurogastroenterol Motil.* 2011;24(2). doi:10.1111/j.1365-2982.2011.01826.x

27. Samuels TL, Johnston N. Pepsin as a marker of extraesophageal reflux. *Ann Otol Rhinol Laryngol.* 2010;119(3):203–208. doi:10.1177/000348941011900310

28. Wassenaar E, Johnston N, Merati A, et al. Pepsin detection in patients with laryngopharyngeal reflux before and after fundoplication. *Surg Endosc.* 2011; 25(12):3870–3876. doi:10.1007/s00464-011-1813-z

29. Ness-Jensen E, Hveem K, El-Serag H, Lagergren J. Lifestyle intervention in gastroesophageal reflux disease. *Clin Gastroenterol Hepatol.* 2016;14(2). doi:10.1016/j.cgh.2015.04.176

30. Kahrilas PJ, Howden CW, Hughes N, Molloy-Bland M. Response of chronic cough to acid-suppressive therapy in patients with gastroesophageal reflux disease. *Chest.* 2013;143(3):605–612. doi:10.1378/chest.12-1788

31. Chang AB, Lasserson TJ, Gaffney J, Connor FL, Garske LA. Gastro-oesophageal reflux treatment for prolonged non-specific cough in children and adults. *Cochrane Database Syst Rev.* 2011;(1):CD004823.

32. Reimer C, Lødrup A, Smith G, Wilkinson J, Bytzer P. Randomised clinical trial: alginate (Gaviscon Advance) vs. placebo as add-on therapy in reflux patients with inadequate response to a once daily proton pump inhibitor. *Aliment Pharmacol Ther.* 2016;43(8):899–909. doi:10.1111/apt.13567

33. Irwin RS, French CT. Cough and gastroesophageal reflux: identifying cough and assessing the efficacy of cough-modifying agents. *Am J Med.* 2011;111(8):45–50. doi:10.1016/s0002-9343(01)00820-8

34. Kaufman JA, Houghland JE, Quiroga E, Cahill M, Pellegrini CA, Oelschlager BK. Long-term outcomes of laparoscopic antireflux surgery for gastroesophageal reflux disease (GERD)-related airway disorder. *Surg Endosc.* 2006;20(12):1824–1830. doi:10.1007/s00464-005-0329-9

35. Hoppo T, Komatsu Y, Jobe BA. Antireflux surgery in patients with chronic cough and abnormal proximal exposure as measured by hypopharyngeal multichannel intraluminal impedance. *JAMA Surg.* 2013;148(7):608. doi:10.1001/jamasurg.2013.1376

36. Chandra KD, Harding SM. Therapy insight: treatment of gastroesophageal reflux in adults with chronic cough. *Nat Clin Pract Gastroenterol Hepatol.* 2007;4(11):604–613. doi:10.1038/ncpgasthep0955

37. Suzuki T, Seki Y, Okamoto Y, Hoppo T. Hypopharyngeal multichannel intraluminal impedance leads to the promising outcome of antireflux surgery in Japanese population with laryngopharyngeal reflux symptoms. *Surg Endosc.* 2017;32(5):2409–2419. doi: 10.1007/s00464-017-5940-z

38. Fisichella P, Patti M. GERD procedures: when and what? *J Gastrointest Surg.* 2014; 18(11):2047-2053. doi:10.1007/s11605-014-2558-5

39. Jobe BA, Richter JE, Hoppo T, et al. Preoperative diagnostic workup before antireflux surgery: an evidence and experience-based consensus of the esophageal diagnostic advisory panel. *J Am Coll Surg.* 2013;217(4):586–597. doi:10.1016/j.jamcollsurg.2013.05.023

40. Altman KW, Irwin RS. Cough: a new frontier in otolaryngology. *Otolaryngol Head Neck Surg.* 2011;144(3):348–352. doi:10.1177/0194599810396136

41. French CL, Irwin RS, Curley FJ, Krikorian CJ. Impact of chronic cough on quality of life. *Arch Intern Med.* 1998;158(15):1657. doi:10.1001/archinte.158.15.1657

42. Hoppo T, Komatsu Y, Jobe BA. Antireflux surgery in patients with chronic cough and abnormal proximal exposure as measured by hypopharyngeal multichannel intraluminal impedance. *JAMA Surg.* 2013;148(7):608. doi:10.1001/ jamasurg.2013.1376

43. Carroll TL, Nahikian K, Asban A, Wiener D. Nissen fundoplication for laryngo-pharyngeal reflux after patient selection using dual pH, full column impedance testing. *Ann Otol Rhinol Laryngol.* 2016;125(9):722–728. doi:10.1177/ 0003489416649974

第五章

咽喉反流性疾病的医学基础

一、概　述

　　咽喉反流(laryngopharyngeal reflux,LPR)是引起慢性咳嗽的常见原因之一。传统观点认为反流的酸性胃内容物是引起反流性疾病的主要病因,但胃酸反流中的其他成分如胃蛋白酶亦越发受到重视,它们可能是潜在的病理生理过程中的生物标记以及介导因素。越来越多的证据表明,即使在弱酸性或者非酸性环境下,胃蛋白酶亦会引起咽喉及食管上皮的炎症反应。这就进一步解释了为何质子泵抑制剂(proton pump inhibitor,PPI)对无明显胃食管反流性疾病(gastroesophageal reflux disease,GERD)症状的LPR及慢性咳嗽患者疗效不佳。有鉴于此,胃蛋白酶的抑制成为药物开发中的重要方向,有助于建立一种新的针对非酸反流性疾病的治疗方式。

二、反流及慢性咳嗽的生物标记

　　慢性咳嗽的潜在病因众多,咽喉反流是其中之一。现有的针对慢性咳嗽及LPR诊断的工具有症状评分及基于喉镜的分级方案。然而,通过这些工具所获得的数据,其可靠性及特异性均十分有限[1~4]。因此,已有相当多的研究致力于评估各种生物标记能否作为LPR相关慢性咳嗽的预测因子。由于胃蛋白酶仅由胃的主细胞产生,故若在胃以外的区域发现胃蛋白酶存在,理论上就可视为胃内容物反流或误吸,并可将胃蛋白酶作为敏感的生物标记[5]。对于气管插管的儿童患者而言,用支气管肺泡灌洗(bronchoalveolar lavage,BAL)样本中的胃蛋白酶来预测临床确诊的误吸,其敏感性和特异性分别高达80%和100%[6]。此外,从近端食管反流和慢性咳嗽症状患者采集的BAL和气管灌洗样本中检测到胃蛋白酶水平显著升高。这提示检测BAL中的胃蛋白酶可用于鉴别慢性咳嗽是继发于食管反流还是有其他病因[6,7]。

　　此前有文献表明检测诱发痰液中的胃蛋白酶可作为一种工具,用于识别是否存在近端食管反流(敏感性75%,特异性91%)。而近端食管反流可能进入咽喉并导致喉部的高反应性以及肺部疾病[8]。鉴于收集支气管肺泡灌洗液有侵入性,这种无创的检测方法受到了广大学者的关注。事实上,下面将讨论的这几项研究比较了唾液/诱导痰样本中胃蛋白酶检测咽喉反流的效力与传统检测方法的区别。传统方法包括反流症状指数量表(reflux symptom index,RSI,一项有助于确定反流相关的上呼吸道症状严重程度的问卷)[4]、反流体征量表(reflux finding score,RFS,一种在喉镜下对反流性炎症评估的工具)[3]、多通道腔内阻抗联合 pH 值(multichannel intraluminal impedance-pH,MII-pH)监测,且阻抗跨越食管和下咽部,被广泛认为是近端反流监测的理想选择。

一些患者有慢性上呼吸道症状且主要表现为喉部高反应性,其症状包括慢性咳嗽、癔球症、呼吸困难和发作性窒息。Spyridoulias 等发现将唾液中有胃蛋白酶作为喉镜下发现炎性改变的预测因子,其特异性可达到 78%,但敏感性只有 53%[9]。值得注意的是,胃蛋白酶与反流症状量表得分或 MII-pH 监测中的反流事件没有显著相关性,而且许多患者用各种测试方式得到的结果并不一致[9]。然而在有肺部症状但喉镜检查只有轻微炎症改变的患者中,有近一半的患者可检测到唾液胃蛋白酶。这表明轻度的咽喉反流可能足以引起喉部高反应性症状,而不引起气道的任何可见的变化[9]。

在没有胃食管反流症状病史的成人慢性咳嗽人群中,将胃蛋白酶作为 LPR 生物标志物的应用前景不太乐观。在一组未经选择的慢性咳嗽患者中,诱导痰的胃蛋白酶结果与咳嗽频率呈负相关,而且这些患者通过 MII-pH 监测没有明显的近端反流[10]。这提示与 LPR 环境下的咳嗽相比,继发于其他病因的慢性咳嗽实际上可能具有保护作用,有助于清除反流物从而防止微小吸入。这些结果与之前胃蛋白酶在气管灌洗液中的研究一致。该研究已发现在未经选择的有慢性呼吸道症状的人群中,气管灌洗液中胃蛋白酶含量对症状的预测价值很低,但如果将人群限制于具有前述典型症状的患者,则胃蛋白酶的预测作用敏感性及特异性更佳。此外,这种现象可以解释为对于没有同时合并典型 GERD 症状的慢性咳嗽患者而言,LPR 可能并不是介导病理过程的主要因素。由于缺乏典型的 GERD 症状,故从生化证据角度评估 LPR 的应用价值显得非常有限。形成鲜明对比的是,其他学者则认为 LPR 诱导的上气道高反应性是大多数慢性咳嗽的主要病因[11]。如果这种观点成立,则意味着当前用于检测胃蛋白酶的方法并不能准确反映潜在的反流事件。此外,最近一项使用下咽 - 食管多通道腔内阻抗联合双 pH 值(hypopharyngeal-esophageal MII with dual pH,HEMII-pH)监测诊断慢性咳嗽患者 LPR 的研究表明:在这些经过严格筛选的存在 LPR 的患者中,尽管 LPR 与咳嗽症状缺乏相关性,但胃底折叠术可完全或部分缓解患者的慢性咳嗽症状[12]。这进一步支持了如下理论,即非酸性 LPR 可能是继发于咽喉和 / 或食管胃蛋白酶沉积的慢性潜在炎症状态,在此基础上尚有其他因素触发咳嗽,而不一定是同步的反流事件。

同样,胃反流吸入的标记物还包括脂质肺泡巨噬细胞指数(lipid-laden alveolar macrophage index,LLMI),因为它反映了 BAL 标本中巨噬细胞对反流食物脂质的内吞作用。用一种脂质染料(Red O)对 BAL 液中的细胞进行染色后,LLMI 可以量化脂质。之前的研究表明 LLMI 对脂质的敏感性高达 100%,但对肺吸入的特异性只有 57%[13]。但这种方法在调查慢性咳嗽时可能效果不佳,因为 LLMI 在 GERD 或慢性咳嗽患儿中并无显著升高[6]。有人认为 LLMI 可能不仅反映了食物脂质的内吞作用,而且也反映了肺泡磷脂降解产生的脂质的内吞作用[6],这可能是其特异性差的原因。因此,尽管 LLMI 在评估吸入相关疾病方面有一定的作用,但它在确定慢性咳嗽中的实用性可能非常低。

要开发可作为反流相关肺部疾病诊断工具的生物标志物尚存在诸多挑战。唾液胃蛋白酶的敏感性和特异性不足,不能作为高度可靠的测试手段。并且对于非活动性反流的患者而言,仅在单一时间点收集样本可能导致假阴性[9]。因此,唾液和 BAL 胃蛋白酶可能作为一种潜在的诊断工具,用于鉴别与喉部高反应性症状一致的慢性肺部疾病。其中唾液胃蛋白酶更胜一筹,因其无需专门设备且不会引起患者不适。LLMI 以较差的特异性为代价提供了相对较高的敏感性,但该检测需要获得 BAL 样本,这在许多临床情况下是禁止的。

三、胃蛋白酶介导的炎性疾病过程

体外研究表明,胃蛋白酶可通过受体介导的内吞作用进入下咽和喉的上皮细胞[14,15]。受体和配体在弱酸性的次级内体和高尔基体反面(transreticular Golgi,TRG)中被分类,增加了通过该途径转运胃蛋白酶的可能性。免疫电镜的发现支持这一观点,现已经识别了胃蛋白酶与次级内体标记 Rab-9 及 TRG 标记 TRG-46 的共定位[16]。TRG 呈弱酸性,pH 值约为 5,此时胃蛋白酶的活性约为最大值的 40%[17,18]。因此,不活跃的胃蛋白酶可能被喉上皮细胞所摄取,并在低 pH 值的细胞内被激活,为细胞内损伤创造条件(图 5-1)。在通路下游,当 pH 值为 7 时,下咽的上皮细胞暴露于胃蛋白酶后可以诱发促炎细胞因子和受体的表达,包括 IL-1α、中性粒细胞化学趋化因子 IL-8 以及嗜酸性粒细胞集落刺激因子 IL-5 等[19]。相反,喉部上皮细胞暴露于胃蛋白酶可以消耗保护性的蛋白质,比如 Sep70 和碳酸酐酶-Ⅲ 等。这提示胃蛋白酶介导的细胞损伤可能通过多种途径导致持续的炎症,并导致 LPR 的内镜下表现[18]。此外,上述所提到的下咽组织中非酸性反流诱导依赖的促炎细胞因子与反流性食管炎中表达的细胞因子相似。目前已知这些因子在 GERD 的病理生理学中扮演促进炎症持续的角色[19]。

上述研究确定了一种新的机制,即无论细胞外环境的酸度如何,胃蛋白酶均可能诱

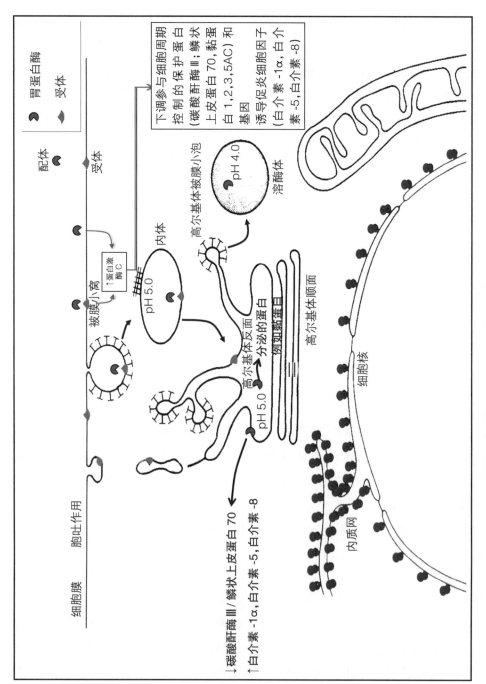

图 5-1 受体及其配体在次级内体和高尔基体反面中的分布示意图

受体及其配体通常在次级内体和高尔基体反面被分类。当失活的胃蛋白酶被喉上皮细胞通过受体介导的内吞作用摄取时，它可能在这些 pH 值较低的细胞内被重新激活，从而引起细胞内损伤。另外，细胞表面受体的结合／激活可能诱发细胞信号转导事件，对细胞功能产生负面影响。

导细胞损伤和炎症发生。这解释了为何即使应用了大剂量的抑酸剂治疗后,有许多患者依然存在持久的黏膜慢性炎症及内镜下反流相关的喉部改变。长期以来,胃蛋白酶因其在胃食管反流所致低 pH 值环境中的蛋白水解活性而被认为在 GERD 起着病因学作用。然而细胞内胃蛋白酶活性以及所介导的促炎反应表明,胃蛋白酶在反流相关的气道疾病中,pH 值可能与临床症状相关性不强。受体介导的非酸性胃蛋白酶摄取(可于 LPR 后发生)以及由此可能发生的炎性或肿瘤性改变并不能被 PPI 阻止,因为 PPI 只能处理胃黏膜的酸生成[11,19-21]。由于在 LPR 介导的黏膜损伤中,胃蛋白酶所发挥的作用涉及激活更多的酸性胞内间隔,或者使细胞信号级联激活或失调[16],因此,应用 PPI 或 H_2 受体阻滞剂改善胃酸反流所致的酸性环境并不能充分解决胃蛋白酶介导的炎性变化。

尽管 PPI 仍是治疗胃食管反流的主要手段,但对于包括 LPR 在内的反流介导的气道疾病,并无充分的证据表明其治疗效果[22]。目前普遍认为,对于反流,上呼吸道比食管更敏感,因此控制 LPR 的相关症状需要更大剂量的 PPI[23-25]。目前,有安慰剂对照组的多项研究结果表明,在 LPR 中使用 PPI 基本上没有显著的治疗效果[26-31]。虽然有部分研究表明 PPI 治疗后患者症状有改善,但回顾这两项研究可以发现[32,33],患者显著改善的仅仅是胃食管反流症状而非上呼吸道症状[30]。研究结果的分歧可能与这些研究均是在开始应用 HEMII-pH 之前完成的,对非酸性反流的诊断并不准确。鉴于抑酸剂在治疗食管外反流的疗效数据不足,美国胃肠病学协会特别建议,除非伴有 GERD 的症状,否则不宜对疑似 LPR 的患者使用 PPI[34]。然而,可能由于缺乏有效的替代疗法,PPI 仍用于治疗 LPR[35]。事实上,美国头颈外科学会推荐经验性使用高剂量的 PPI 治疗疑似的 LPR 患者,同时提出腹腔镜下的胃底折叠术可以作为药物治疗之外的替代治疗方案[24]。美国支气管食管学会最近的一项调查报告指出:每天 2 次应用 PPI 仍然是流行的 LPR 一线治疗方法[36]。

腹腔镜下胃底折叠术和磁环手术是已确立的治疗胃食管反流的可靠方法。但与治疗胃食管反流的疗效较确切相比,现有研究结果显示抗反流手术用于 LPR 的疗效是不一致的。不同的研究显示其改善慢性咳嗽的有效率从 63%~85% 不等[37-39]。产生该差异的原因可能包括手术技术及患者选择标准存在差异。现已发现症状严重且持续的 GERD 患者进行抗反流手术更有可能获益[37,40]。尤其对术前有烧心症状和 24 小时监测 pH 值 <4 的时段超过 12% 的患者,术后症状改善率可达到 90%[40]。

非酸性反流在 LPR 中的作用还得到了 MII-pH 监测结果的支持。有赖于 MII-pH 检测非酸性反流事件的能力,食管外反流性疾病在诊断方面取得了重大进展。上文提到的研究表明在 LPR 中进行抑酸治疗有效的证据不够充分,但进行胃底折叠术等外科干预阻止反流物到达咽喉可使症状有实质性的改善[12,40,42,43],MII-pH 与 LPR 症状有很强的相关性[41],表明非酸性反流物必然在合并咽喉反流的慢性咳嗽中发挥重要的病理生理作用。在没有明确的共识或指南规范抗反流手术适应证的情况下,术前用 MII-pH 和高分辨率食管测压评估食管反流事件和运动能力,可以预测术后症状改善的可能性[12,43]。既往认为单独凭 GERD 症状即可预测对胃底折叠术的反应,而这些规模较小的研究反驳了这一观点。他们认为使用最新的 HEMII-pH 技术可筛选出抗反流手术的适宜人群[12,43]。

此前的体外研究也表明,胆汁可导致喉部炎症且与 pH 值无关。但亦有学者持反对态度,认为没有证据表明这符合人类喉部损伤的机制[44]。虽然体外实验中暴露于胆汁酸会导致细胞膜的"气泡"[45],但据我们所知,尚没有报道显示在 LPR 患者的喉部黏膜中有这种组织学表现。值得注意的是,之前的研究使用的是 5~50mmol/L 的高浓度胆盐和酸,这超过了人体十二指肠中 10~22mmol/L 的胆盐生理浓度范围[46]。相比之下,生理性的胆汁酸 / 盐到达喉咽时的反流量预计在 μmol/L 范围[47],据我们所知这尚不足以引起喉黏膜损伤。此外,尽管未结合的胆汁酸在较高的 pH 值(如喉咽部 pH 值)条件下会造成黏膜损害,但我们很少发现胃反流物中有该成分[11,47]。目前尚不清楚喉咽内胆汁酸的浓度,因此胆汁酸在 LPR 病理生理过程中发挥何种作用仍是个未解之谜。既往的主流观点认为 LPR 及气道反流是酸介导的疾病。这一认识现在已发生转变,即该疾病很大程度上是由反流物中的非酸性成分介导的。在这种认识下,传统的药物抑酸治疗往往是不够的[48]。

四、胃蛋白酶作为治疗靶点

如上所述,尽管没有足够的证据表明 PPI 的有效性,但在临床实践中 PPI 仍然广泛用于治疗包括 LPR 在内的气道反流性疾病[26~31],且每年需花费大约 260 亿美元[49]。鉴于 PPI 治疗 LPR 效果不够理想、相关费用较高且具有一些潜在风险,人们对 LPR 的替代治疗方式充满期待[48,50,51]。

胃蛋白酶在非酸性 LPR 中发挥着重要作用,其在未来的治疗方案中将是备受瞩目的潜在的新靶点,尤其是对于那些应用 PPI 治疗后仍有难治性症状的患者[16,48]。此前已有文献表明胃蛋白酶在 LPR 治疗中的两种靶向作用机制,即通过不可逆的失活和通过受体拮抗[16,48]。前者会阻止胃蛋白酶在细胞内隔室的酸性环境下重新激活(图 5-2A);后者将阻止胃蛋白酶的内吞作用,同时还可能阻止之前描述过的促炎细胞因子的表达(图 5-2B)。虽然 Pepstatin A 是一种有效的胃蛋白酶活性抑制剂,且目前已上市销售,但其较差的药代动力学和水溶性特性决定它并非治疗 LPR 的理想候选药物。对于 LPR 和慢性咳嗽等反流介导的疾病而言,针对胃蛋白酶的新药物目前已进入研发阶段,且表现出相当不错的前景。

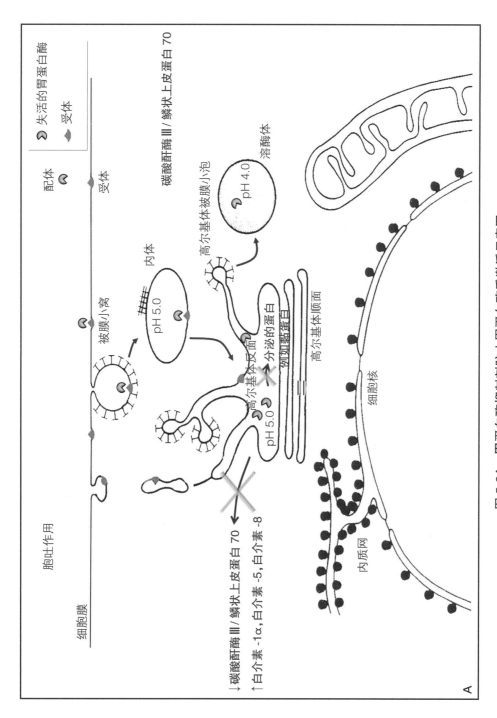

图 5-2A 胃蛋白酶抑制剂防止胃蛋白酶重激活示意图

不可逆的胃蛋白酶抑制剂可以防止喉上皮细胞所摄取的不活跃的胃蛋白酶在较低 pH 值的细胞内被重新激活。

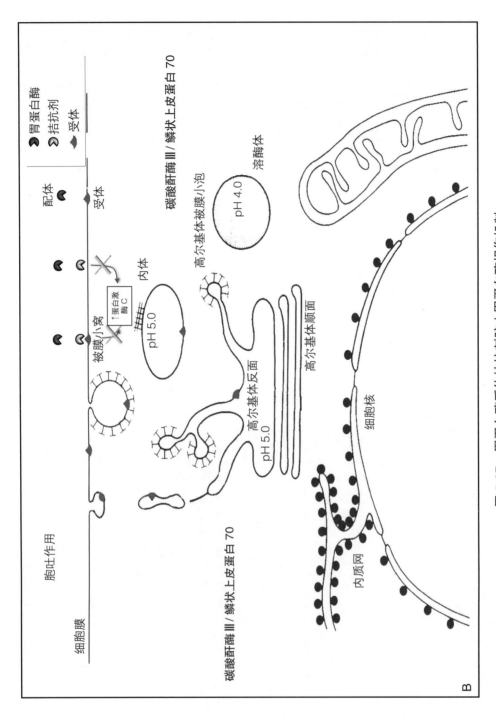

图 5-2B　胃蛋白酶受体拮抗剂防止胃蛋白酶损伤机制

特异性的胃蛋白酶受体拮抗剂可以通过抑制其摄取和调节下游的细胞信号传导，以防止胃蛋白酶导致的损伤。

五、思维拓展

尽管上述文献明确指出胃蛋白酶在 LPR 和慢性咳嗽的病理生理中有明确的作用,但唾液中的胃蛋白酶能否作为食管外反流的标志物尚未有定论。虽然这表明胃蛋白酶不一定是气道疾病的生物标记物,但需注意的是唾液中的胃蛋白酶水平可能只是短暂的升高。由于反流本身具有短暂性,同时吞咽动作有间歇影响,并且两者都会随着食物的摄入而变化,因此,如果将胃蛋白酶用作疾病的标记应用于临床,其中至关重要的一点就是要优化获取唾液样本的时间和方法,从而获得敏感性和特异性的最大平衡。通常唾液和痰的样本至少在餐后 1 小时采集,以避免餐后反流事件对检测的影响。但目前尚无任何大规模研究确定最佳的样本采集时间或方法,最佳的样本采集时间仍不清楚。规模更大、样本采集更频繁的研究可能有助于确定理想的样本采集时间。这项工作反过来可以促进唾液胃蛋白酶作为一个敏感性和特异性更强的工具用于诊断气道疾病。此外,唾液胃蛋白酶可以帮助确定一个特定亚群的慢性咳嗽患者,他们的疾病与反流和误吸有关。这类患者可以受益于针对反流的生活方式调整以及手术治疗。

唾液胃蛋白酶是反流事件的证据,气管或 BAL 胃蛋白酶是误吸的证据。但仅对分泌物中的胃蛋白酶进行检测并不能准确地反映其被细胞摄取的情况,这种摄取由受体介导的喉及肺上皮细胞内吞作用实现。因此,相对于唾液或气管 /BAL 胃蛋白酶而言,细胞和组织内胃蛋白酶可能与其介导的疾病相关性更强。诸如组织的黏膜防御机制受损等其他因素,可能会导致胃蛋白酶的内吞作用增加,为其在细胞内的激活和下游炎症反应的发展创造条件。尽管获取组织样本属于侵袭性操作,这可能会使胃蛋白酶作为诊断标记的应用受到限制,但在未来的研究中检测细胞和组织内胃蛋白酶有望阐明其在 LPR 和慢性咳嗽的确切作用。这有助于揭示受体介导的胃蛋白酶内吞作用,亦可以分析唾液和喉组织中胃蛋白酶的相关性。

六、本章要点

1. 胃蛋白酶是反流性疾病的生化标志物,可能有助于理解 LPR 和慢性咳嗽。

2. 在诊断或治疗 LPR 相关的慢性咳嗽时,生化标记的证据效力不足以推荐其在临床实践中应用。

3. 此时,仔细询问病史及应用诊断工具[包括 MII-pH(建议 HEMII-pH)、喉镜和支气管镜]有助于进一步确定慢性咳嗽的病因。

4. 对缺乏典型 GERD 症状(如烧心)的患者,PPI 治疗反流相关的慢性咳嗽疗效不佳。有鉴于此,反流物的非酸性成分可能介导了潜在病理生理学过程,亦为未来研究的目标。

5. 虽然目前抗反流手术在治疗 LPR 和慢性咳嗽中的作用尚不清楚,但它对 PPI 疗效不佳患者有潜在疗效,同样表明反流物的非酸性成分在致病中发挥了重要作用。

6. 虽然传统上认为胃蛋白酶只能在酸性环境下诱导炎症,但有确切的证据表明,即使在中性 pH 值下,非酸性环境的胃蛋白酶也能导致组织损伤。

7. 针对 PPI 治疗效果不佳的反流相关疾病,胃蛋白酶抑制剂及受体拮抗剂是新的治疗靶点。

(译者　王海洋　庄佩耘)

参 考 文 献

1. Joniau S, Bradshaw A, Esterman A, Carney AS. Reflux and laryngitis: a systematic review. *Otolaryngol Head Neck Surg.* 2007;136(5):686–692.

2. Chang BA, MacNeil SD, Morrison MD, Lee PK. The reliability of the reflux finding score among general otolaryngologists. *J Voice.* 2015;29(5):572–577.

3. Belafsky PC, Postma GN, Koufman JA. The validity and reliability of the reflux finding score (RFS). *Laryngoscope.* 2001;111(8):1313–1317.

4. Belafsky PC, Postma GN, Koufman JA. Validity and reliability of the reflux symptom index (RSI). *J Voice.* 2002;16(2):274–277.

5. Samuels TL, Johnston N. Pepsin as a marker of extraesophageal reflux. *Ann Otol Rhinol Laryngol.* 2010;119(3):203–208.

6. Farrell S, McMaster C, Gibson D, Shields, MD, McCallion WA. Pepsin in bronchoalveolar lavage fluid: a specific and sensitive method of diagnosing gastro-oesophageal reflux-related pulmonary aspiration. *J Pediatr Surg.* 2006; 41(2):289–293.

7. Rosen R, Johnston N, Hart K, Khatwa U, Nurko S. The presence of pepsin in the lung and its relationship to pathologic gastro-esophageal reflux. *Neurogastroenterol Motil.* 2012;24(2):129–133, e184-125.

8. Potluri S, Friedenberg F, Parkman HP, et al. Comparison of a salivary/sputum pepsin assay with 24-hour esophageal pH monitoring for detection of gastric reflux into the proximal esophagus, oropharynx, and lung. *Dig Dis Sci.* 2003; 48(9):1813–1817.

9. Spyridoulias A, Lillie S, Vyas A, Fowler SJ. Detecting laryngopharyngeal reflux in patients with upper airways symptoms: symptoms, signs or salivary pepsin? *Respir Med.* 2015;109(8):963–969.

10. Decalmer S, Stovold R, Houghton LA, et al. Chronic cough: relationship between microaspiration, gastroesophageal reflux, and cough frequency. *Chest.* 2012;142(4):958–964.

11. Pearson JP, Parikh S, Orlando RC, et al. Review article: reflux and its consequences—the

laryngeal, pulmonary and oesophageal manifestations. Conference held in conjunction with the 9th International Symposium on Human Pepsin (ISHP) Kingston-upon-Hull, UK, 21–23 April 2010. *Aliment Pharmacol Ther.* 2011;33(suppl 1):1–71.

12. Suzuki T, Seki Y, Okamoto Y, Hoppo T. Hypopharyngeal multichannel intraluminal impedance leads to the promising outcome of antireflux surgery in Japanese population with laryngopharyngeal reflux symptoms. *Surg Endosc.* 2017;32(5):2409–2419.

13. Corwin RW, Irwin RS. The lipid-laden alveolar macrophage as a marker of aspiration in parenchymal lung disease. *Am Rev Respir Dis.* 1985;132(3):576–581.

14. Johnston N, Wells CW, Samuels TL, Blumin JH. Pepsin in nonacidic refluxate can damage hypopharyngeal epithelial cells. *Ann Otol Rhinol Laryngol.* 2009;118(9): 677–685.

15. Johnston N, Wells CW, Blumin JH, Toohill RJ, Merati AL. Receptor-mediated uptake of pepsin by laryngeal epithelial cells. *Ann Otol Rhinol Laryngol.* 2007; 116(12):934–938.

16. Johnston N, Wells CW, Samuels TL, Blumin JH. Rationale for targeting pepsin in the treatment of reflux disease. *Ann Otol Rhinol Laryngol.* 2010;119(8):547–558.

17. Piper DW, Fenton BH. pH stability and activity curves of pepsin with special reference to their clinical importance. *Gut.* 1965;6(5):506–508.

18. Johnston N, Dettmar PW, Bishwokarma B, Lively MO, Koufman JA. Activity/stability of human pepsin: implications for reflux attributed laryngeal disease. *Laryngoscope.* 2007;117(6):1036–1039.

19. Samuels TL, Johnston N. Pepsin as a causal agent of inflammation during nonacidic reflux. *Otolaryngol Head Neck Surg.* 2009;141(5):559–563.

20. Johnston N, Yan JC, Hoekzema CR, et al. Pepsin promotes proliferation of laryngeal and pharyngeal epithelial cells. *Laryngoscope.* 2012;122(6):1317–1325.

21. Kelly EA, Samuels TL, Johnston N. Chronic pepsin exposure promotes anchorage-independent growth and migration of a hypopharyngeal squamous cell line. *Otolaryngol Head Neck Surg.* 2014;150(4):618–624.

22. Martinucci I, de Bortoli N, Savarino E, et al. Optimal treatment of laryngopharyngeal reflux disease. *Ther Adv Chronic Dis.* 2013;4(6):287–301.

23. Ford CN. Evaluation and management of laryngopharyngeal reflux. *JAMA.* 2005; 294(12):1534–1540.

24. Koufman JA, Aviv JE, Casiano RR, Shaw GY. Laryngopharyngeal reflux: position statement of the committee on speech, voice, and swallowing disorders of the American Academy of Otolaryngology-Head and Neck Surgery. *Otolaryngol Head Neck Surg.* 2002;127(1):32–35.

25. Park W, Hicks DM, Khandwala F, et al. Laryngopharyngeal reflux: prospective cohort study evaluating optimal dose of proton-pump inhibitor therapy and pretherapy predictors of response. *Laryngoscope.* 2005;115(7):1230–1238.

26. Eherer AJ, Habermann W, Hammer HF, Kiesler K, Friedrich G, Krejs GJ. Effect of pantoprazole on the course of reflux-associated laryngitis: a placebo-controlled double-blind crossover study. *Scand J Gastroenterol.* 2003;38(5):462–467.

27. El-Serag HB, Lee P, Buchner A, Inadomi JM, Gavin M, McCarthy DM. Lansoprazole treatment of patients with chronic idiopathic laryngitis: a placebo-controlled trial. *Am J Gastroenterol.* 2001;96(4):979–983.

28. Noordzij JP, Khidr A, Evans BA, et al. Evaluation of omeprazole in the treatment of reflux laryngitis: a prospective, placebo-controlled, randomized, double-blind study.

Laryngoscope. 2001;111(12):2147–2151.

29. Steward DL. Pantoprazole for sleepiness associated with acid reflux and obstructive sleep disordered breathing. *Laryngoscope.* 2004;114(9):1525–1528.

30. Vaezi MF. Benefit of acid-suppressive therapy in chronic laryngitis: the devil is in the details. *Clin Gastroenterol Hepatol.* 2010;8(9):741–742.

31. Wo JM, Koopman J, Harrell SP, Parker K, Winstead W, Lentsch E. Double-blind, placebo-controlled trial with single-dose pantoprazole for laryngopharyngeal reflux. *Am J Gastroenterol.* 2006;101(9):1972–1978, quiz 2169.

32. Lam PK, Ng, ML, Cheung TK, et al. Rabeprazole is effective in treating laryngo-pharyngeal reflux in a randomized placebo-controlled trial. *Clin Gastroenterol Hepatol.* 2010;8(9):770–776.

33. Reichel O, Dressel H, Wiederänders K, Issing WJ. Double-blind, placebocontrolled trial with esomeprazole for symptoms and signs associated with laryngopharyngeal reflux. *Otolaryngol Head Neck Surg.* 2008;139(3):414–420.

34. Kahrilas PJ, Shaheen NJ, Vaezi MF, et al; American Gastroenterological Association. American Gastroenterological Association Medical position statement on the management of gastroesophageal reflux disease. *Gastroenterol.* 2008;135(4): 1381–1391.

35. Barry DW, Vaezi MF. Laryngopharyngeal reflux: more questions than answers. *Cleve Clin J Med.* 2010;77(5):327–334.

36. Gooi Z, Ishman SL, Bock JM, Blumin JH, Akst LM. Changing patterns in reflux care: 10-year comparison of ABEA members. *Ann Otol Rhinol Laryngol.* 2015; 124(12):940–946.

37. Lugaresi M, Aramini B, Daddi N, Baldi F, Mattioli S. Effectiveness of antireflux surgery for the cure of chronic cough associated with gastroesophageal reflux disease. *World J Surg.* 2015;39(1):208–215.

38. Faruqi S, Sedman P, Jackson W, Molyneux I, Morice AH. Fundoplication in chronic intractable cough. *Cough.* 2012;8(1):3.

39. Hoppo T, Komatsu Y, Jobe BA. Antireflux surgery in patients with chronic cough and abnormal proximal exposure as measured by hypopharyngeal multichannel intraluminal impedance. *JAMA Surg.* 2013;148(7):608–615.

40. Francis DO, Goutte M, Slaughter JC, et al. Traditional reflux parameters and not impedance monitoring predict outcome after fundoplication in extraesophageal reflux. *Laryngoscope.* 2011;121(9):1902–1909.

41. Tutuian R, Mainie I, Agrawal A, Adams D, Castell DO. Nonacid reflux in patients with chronic cough on acid-suppressive therapy. *Chest.* 2006;130(2):386–391.

42. Iqbal M, Batch AJ, Moorthy K, Cooper BT, Spychal RT. Outcome of surgical fundoplication for extra-oesophageal symptoms of reflux. *Surg Endosc.* 2009; 23(3):557–561.

43. Carroll TL, Nahikian K, Asban A, Wiener D. Nissen fundoplication for laryngopharyngeal reflux after patient selection using dual pH, full column impedance testing: a pilot study. *Ann Otol Rhinol Laryngol.* 2016;125(9):722–728.

44. Campagnolo AM, Priston J, Thoen RH, Medeiros T, Assunção AR. Laryngopharyngeal reflux: diagnosis, treatment, and latest research. *Int Arch Otorhinolaryngol.* 2014;18(2):184–191.

45. Hopwood D, Bateson MC, Milne G, Bouchier IA. Effects of bile acids and hydrogen ion on the fine structure of oesophageal epithelium. *Gut.* 1981;22(4):306–311.

46. Eto T, Tompkins RK. Further studies on the inhibition of pepsin by bile salts. *Ann Surg.*

1986;203(1):8–12.

47. Ali MS, Parikh S, Chater P, Pearson JP. Bile acids in laryngopharyngeal refluxate: will they enhance or attenuate the action of pepsin? *Laryngoscope.* 2013;123(2): 434–439.

48. Bardhan KD, Strugala V, Dettmar PW. Reflux revisited: advancing the role of pepsin. *Int J Otolaryngol.* 2012;2012:646901.

49. Francis DO, Rymer JA, Slaughter JC, et al. High economic burden of caring for patients with suspected extraesophageal reflux. *Am J Gastroenterol.* 2013;108(6): 905–911.

50. Belafsky PC. PRO: Empiric treatment with PPIs is not appropriate without testing. *Am J Gastroenterol.* 2006;101(1):6–8.

51. Carroll TL, Werner A, Nahikian K, Dezube A, Roth DF. Rethinking the laryngopharyngeal reflux treatment algorithm: evaluating an alternate empiric dosing regimen and considering up-front, pH-impedance, and manometry testing to minimize cost in treating suspect laryngopharyngeal reflux disease. *Laryngoscope.* 2017;127(suppl 6):S1–S13.

第六章

神经性咳嗽

一、概　　述

在慢性咳嗽众多鉴别诊断中最常见是神经性咳嗽,作为排除性诊断,通常在初步评估中没有发现其他病因时考虑该病[1,2]。目前普遍认为神经性咳嗽属于喉敏感综合征,但在命名的过程中,经历了许多变化[3,4]。本章内容包含神经性咳嗽及喉敏感综合征的文献回顾;患者的病史、查体以及相关的诊断检查内容,如频闪喉镜和喉肌电图(laryngeal electromyography,LEMG);神经性咳嗽的治疗依据,如神经调节药物(神经调节剂)和言语矫治。神经调节剂的讨论部分包括治疗剂量和滴定剂量表。

二、神经性咳嗽和喉敏感综合征的历史

神经性咳嗽是指可能与神经病变或神经功能障碍相关的慢性咳嗽[4],而喉敏感综合征(也称为咳嗽敏感综合征)包括更广泛的一系列症状,包括咳嗽、清嗓、发音困难和呼吸困难[5]。咳嗽可能是神经病变或喉高敏状态的一种表现,Morrison 等(1999)首次将其描述为喉易激惹综合征(irritable larynx syndrome,ILS)的一部分。作者推测,急性创伤或慢性毒素刺激使喉处于功能亢进、痉挛激惹状态[3]。ILS 患者会因一些本来无害的刺激(气味、食物、发音、用力或反流)触发,而出现喉功能亢进的症状(喉痉挛、发音困难、癔球症和咳嗽)[3]。虽然胃食管反流是最常见的病因,但一项纳入 39 例患者的研究显示其中有 17 例存在病毒感染[3]。另外有大量的研究集中于喉部神经性症状和迷走神经病变的相关性。一系列病例描述了病毒感染后迷走神经病(postviral vagal neuropathy,PVVN)的表现,其症状可能包括癔球症、慢性咳嗽、声带麻痹和吞咽困难[6~8]。由 Amin 和 Kaufman(2001)进行的一项研究显示,该类患者的喉肌电图提示神经病变。PVVN 以前期存在病毒感染为诊断标准,但 ILS 和喉神经感觉异常为无病毒感染的迷走神经病变[3,6,7,9,10]。此外,Giliberto 等(2017)研究了神经性咳嗽治疗的反应预测因子,结果显示前期的病毒性疾病与神经调节剂治疗的疗效间没有直接关联,但此研究的样本

量很小[10]。

与 PVVN 相关的神经性咳嗽仅限于疑似病毒感染起病的患者。相对而言,喉感觉神经病变(laryngeal sensory neuropathy,LSN)是一个更宽泛的术语,常用来描述与迷走神经病变相关的慢性咳嗽[1,9,11~13]。目前最大问题是除了患者喉感觉异常(如"发痒")的主观描述外,迷走神经病变的客观证据十分有限。一些作者采用了辣椒素敏感性试验,但除了神经性咳嗽患者,咳嗽阈值变化在慢性咳嗽人群中也普遍存在[14~16]。此外,如果仅考虑咳嗽与感觉神经病变有关的情况,就无法解释 49% 到 100% 的 LSN 和 PVVN 患者中存在运动神经病变[6,7,9]。这些研究有助于我们理解神经病变和慢性咳嗽之间的关系。在大量文献的术语应用中,大部分作者用神经性咳嗽指代与迷走神经病变和喉敏感综合征相关的慢性咳嗽,这就涵盖了喉功能亢进的一系列综合征,包括与无害刺激有关的咳嗽、癔球症、清嗓和肌肉紧张[4,17~19]。

三、病理生理学

咳嗽可以是非意识控制的反射,也可以是主动行为[5]。对咳嗽反射以及如何影响喉敏感综合征的简单回顾有助于理解神经性咳嗽。该反射起源于喉、咽和食管黏膜,由迷走神经感觉末梢的兴奋引起[20]。有毒化学刺激(辣椒素或气味)以及压力分别通过化学感受器和机械感受器激活感觉传入神经[5]。正常情况下,这些刺激向上传入一级神经元后到达脑干的孤束核[4,5]。目前对于脑干中传入感觉信号的整合汇总机制知之甚少。动物模型研究表明,频繁的感觉神经动作电位能够诱发脑干的二级神经元表达更多的 N- 甲基 -D- 天门冬氨酸(N-methyl-D-aspartate,NMDA)受体[21]。这些二级神经元负责呼吸运动反射(如咳嗽)的协调,但尚不清楚在神经性咳嗽患者中该作用如何增强。运动及感觉皮层与孤束核之间的联系能够自主引发或抑制咳嗽[5]。

目前对于神经性咳嗽的咳嗽反射增强机制有以下三种假说:第一种是传入感觉神经的激活阈值降低,动物模型中抗原或病毒感染导致神经肽的产生和表达增加,从而改变机械感受器和痛觉感受器的浓度[5],降低感觉传入神经的激活阈值。第二种假说为受体表达的增加导致自发性激活。如 Bastian 等所述,咽喉刺激性感觉(亦称"假痒"[11])在神经性咳嗽中十分常见。在有关慢性疼痛的文献中,传入神经的改变可导致自发性激活。然而,类似的自发性去极化现象在咳嗽模型中并未得到证实,与喉部异常感觉也并无关联[5]。第三种假说为脑干水平咳嗽反射的增加(或中枢敏感化)[4,5]。气道、食管对感觉刺激的汇聚能够放大所传入的感觉信号,增加反射强度。此外,目前已经证实神经肽(如 P 物质)在神经炎症后出现上调,并可对传入神经产生持久的兴奋作用[5]。那些研究较少的影响因素,如肌肉痉挛和过度刺激,以及行为因素,如习惯、神经症和二次获益等,并不涵盖在这些假说中[22]。

四、病史和体格检查

由于神经性咳嗽为排除性诊断,初步的病史询问和体格检查重点应放在其他常见疾病的症状和体征方面,具体内容详见本书前面章节。值得注意的是,迷走神经病变的许多症状是非特异性的,临床诊断难度较大。例如,迷走神经功能障碍导致的烧心和固体食物吞咽困难等症状与胃食管反流性疾病(gastroesophageal reflux disease,GERD)类似。大量前瞻性研究已经明确了神经性咳嗽的病史询问和体格检查要点,包括咳嗽诱发因素、前期的病毒感染和喉功能亢进的体格检查证据。虽然这些对神经性咳嗽诊断的敏感性和特异性有限,但有证据表明它们之间具有相关性。

对喉敏感综合征和ILS的病史描述中引入了神经性咳嗽的良性诱发因素的内容,包括各种良性刺激,如气味、食物、运动、温度变化或说话等[3-5]。如前所述,喉、咽部的传入神经激活阈值较低,因此咳嗽反射会对良性刺激出现过度反应。除了良性刺激诱发咳嗽反射外,喉敏感综合征的病史还包括癔球症、发音困难和喉痉挛等症状。Morrison对ILS进行研究发现,65%患者存在喉痉挛,26%患者存在发音困难,77%患者存在咳嗽或癔球症。即使慢性咳嗽患者存在上述症状,也不足以支持神经性咳嗽的诊断。

病毒感染的病史为诊断PVVN的前提,但其他疾病,如部分ILS患者也存在前期病毒感染病史[3,6-8]。许多专家认为,如果存在咳嗽或其他非特异性ILS症状急性发作,并伴随上呼吸道疾病症状,便可以支持神经性慢性咳嗽的诊断。Rees等的研究发现大量PVVN患者存在持续性咳嗽(52%)、清嗓(48%)、发音困难(41%)和其他上呼吸道疾病症状[7]。鉴于这些研究是在有病毒感染史的前提下进行的,很难就神经性咳嗽的发病频率或与前期上呼吸道疾病症状之间的关联性得出结论。在不限于PVVN的其他疾病研究中,有的对前期上呼吸道感染的报道不一致,有的没有足够的患者人群来支持相关性。在一项针对可疑神经性咳嗽患者的小型回顾性研究中,观察了神经调节剂疗效的相关因素,但并未证明病毒感染与疗效间的关联性,只有小部分患者前期存在上呼吸道感染[10]。

针对其他病因导致慢性咳嗽的体格检查缺乏客观依据,神经性咳嗽也是如此。经验丰富的医生可能会发现,神经性咳嗽患者的颈前带状肌(尤其是甲状舌骨肌)存在张力增高的情况,这往往提示喉功能亢进,表明喉功能亢进与ILS描述一致,并不是ILS特有的表现[3]。其他颅神经病变体征则提示存在迷走神经病变可能[6]。而喉、咽部运动神经病变的体征能提供更多信息,具体将在后文讨论。除此之外,符合神经性咳嗽的特定体格检查结果很少。

总之,神经性咳嗽和喉敏感综合征之间存在大量的相关临床症状。单凭癔球症、发音困难、吞咽困难和清嗓的主诉,并不足以支持神经性慢性咳嗽的诊断。但如将病史、症状、体征及相关检查相结合,则可能支持该诊断。有专家指出,良性诱因(化学刺激、气味、机械因素或温度变化)[4]或前期病毒感染病史[3,6,7]是神经性咳嗽诊断的必备条件。

五、诊　断

神经性咳嗽的确诊需要通过实验室检测和体格检查来对慢性咳嗽进行鉴别诊断。与病史和体格检查相同,其他病因引起的慢性咳嗽的阴性结果可支持神经性咳嗽的诊断。第九章将详细介绍慢性咳嗽的综合诊断方法,包括患者肺部、鼻腔和反流等相关因素的客观评估。尤其是与神经性咳嗽相关的喉科学评估,能够排除其他病理性因素导致的慢性咳嗽,并对运动神经病变进行评估。通过纤维喉镜或频闪喉镜、喉肌电图可以进行准确评估。对于不熟悉这些检查的读者,以下内容将对其进行简要概述,并讨论其在诊断和治疗中的作用。

1. 普通喉镜与频闪喉镜

间接喉镜、纤维喉镜或 70° 的硬性喉镜都能用于喉部检查。虽然有些经验丰富的医生能够通过间接喉镜完成喉部检查,但是由于具备影像记录和读取能力以及清晰的图像分辨率,更多耳鼻咽喉科专家倾向采用具备远端数字芯片的纤维喉镜或经口的硬性喉镜进行检查[23]。不管是否进行鼻腔的表面麻醉,门诊患者对纤维喉镜的接受度较高[23,24]。当喉镜经过鼻腔时,能够提供口咽、喉咽和喉部的整体图像。检查范围内的照明光通过光纤传输,图像则通过额外一根光纤或导线传输至远端 CCD 芯片,由视频捕捉系统记录。为方便日后的比较,该检查能够对喉部录像进行慢放、存储等操作。经口入路检查的硬性霍普金斯杆式喉镜(70° 或 90°)通过一个作为图像捕捉设备的外接摄像机来观察喉部。使用特殊频闪照明模式的喉镜(纤维或硬性)称为频闪喉镜。这种模式下,示波器发出的光的脉冲频率与声带振动的基本频率略有不同。这种脉冲光提供了一系列图像,只要声带能保持一致、周期性的振动,就可以给人一种声带周期性振动的慢动作错觉(或模拟)[23]。这种慢动作模拟能够评估声带的振动和声门的闭合模式。通过照明光的改进,能够评估黏膜病变和细微的运动差别。虽然硬性喉镜在频闪模式下能够提供优质的声带振动录像,但是并不能对连续言语过程中的声带运动进行评估[23,24]。

普通喉镜和频闪喉镜的评估是主观的,对声带固定或声带麻痹的判断,很多检查者的意见能够统一,但对声带轻瘫的患侧判断则比较困难[25,26]。声带轻瘫的喉镜检查征象包括黏膜波不对称、运动不对称、喉轴旋转、声门上代偿性功能亢进和声门闭合不全[25,27]。虽然运动或振动异常并不是判断患侧的可靠因素,Simpson 等(2011)和 Woo 等(2016)的研究对于频闪喉镜影像存在不对称情况的诊断准确率分别为 83% 和

88%[25,26]。因此,对于有经验的医生而言,普通喉镜、频闪喉镜检查与神经病变具备良好的相关性,但对于判断哪一侧运动较弱,可靠性较差。

许多咳嗽患者受益于喉科医生对喉和喉咽的评估。经验丰富的检查者能够全面评估声带运动不对称情况与运动神经病变的关系。频闪喉镜及 LEMG 提示的运动神经病变则支持迷走神经病变的可能。LEMG 将在下一节中讨论,这些检查有助于缩小鉴别诊断范围,支持神经性咳嗽的诊断。

2. 喉肌电图

LEMG 是一项针对喉部肌纤维动作电位和运动单位动作电位进行评估的检测技术[28]。一般由喉科医生、神经科医生或康复科医师在局部麻醉下进行。局部麻醉后将针状电极刺入喉肌,对动作电位的形态进行定性或定量评估,以明确是急性还是慢性损伤,具体细节本章不做讨论[28,29]。为量化损伤程度和规范诊断,一些医疗机构会进行定性分析。但是 LEMG 的实际操作情况多样,操作者将其引入常规门诊检查的能力也不同,一些检查者可能在初步评估后的几周或几个月安排 LEMG 检查。虽然 LEMG 对运动神经病变的定性评估有主观成分,但仍较喉镜检查更客观。在临床医生评定声带轻瘫的敏感性和特异性时,LEMG 检查是金标准[25,26]。

六、运动神经病变诊断方式的选择

神经性咳嗽患者的相关运动神经病变往往提示神经系统病变,可由频闪喉镜和 LEMG 进行评估。神经性咳嗽的研究通常涉及频闪喉镜检查[10,13,30],而有些研究则包括 LEMG 和频闪喉镜检查[6,9]。观察药物治疗反应的两项回顾性研究和一项前瞻性队列研究均证实,治疗后运动神经病变患者症状有改善(表 6-1)。在选择 LEMG 和频闪喉镜检查时,后者比 LEMG 更易于评估神经性咳嗽。除了寻找运动神经病变存在的证据,纤维喉镜和频闪喉镜能够鉴别由喉部病理因素导致的慢性咳嗽。因此,考虑到其可用性、耐受性和对咳嗽鉴别诊断的优势,频闪喉镜常用于慢性咳嗽的评估。

表 6-1　运动神经病变和神经调节反应
评估患者运动神经病变及对神经调节剂治疗反应的回顾性研究

作者(年份)	检查工具	神经调节剂治疗的有效性 n/ 总数(%)	
		存在运动神经病变	无运动神经病变
Norris (2010)[13]	频闪喉镜	9/9(100%)*	1/3(33%)*
Giliberto (2017)[10]	频闪喉镜	16/20(80%)	1/5(20%)
Lee (2005)[9]	频闪喉镜和喉肌电图	15/18(83%)	3/8(38%)

＊差异未进行统计学分析。

七、治　疗

前期随机对照试验表明,当临床考虑为神经性咳嗽时,应用神经调节剂能够改善咳嗽严重程度和咳嗽相关的生活质量[8,31,32]。具有 1 级临床研究证据的神经调节剂包括加巴喷丁、阿米替匹林和普瑞巴林[8,31,32]。其他药物包括曲马多和巴氯芬,也已成功应用于临床[33,34]。此外,由训练有素的言语 - 语言病理学家进行的咳嗽重塑疗法,可能在治疗和疗效维持中发挥作用,详见第八章咳嗽管理:言语 - 语言病理学家在慢性咳嗽治疗中的角色[31]。目前对于神经调节剂治疗慢性咳嗽还有许多问题,包括最有效的药物、最佳的剂量 / 滴定剂量方案(表 6-2)、治疗时间以及远期疗效。本章将通过回顾特定药物的文献来回答这些问题。

表 6-2　神经调节剂用药方案

第一作者(年份)	药品	用药方案	滴定剂量
Bastian(2006)[11]	阿米替林	10mg/d,3 周	无
Jeyakumar(2006)[8]	阿米替林	10mg/d,10 日	无
Norris(2010)[13]	阿米替林	初始剂量 25mg,睡前服,逐渐加量,最大剂量 100mg,睡前服[1]	有 *
Ryan(2016)[41]	阿米替林	初始剂量 10mg,睡前服,逐渐加量,每周日摄入量增加 10mg,最大剂量 100mg,睡前服	有 *
Dicpinigaitis(1998)[34]	巴氯芬	10mg,3 次 /d,14 日	无
Lee(2005)[5]	加巴喷丁	初始剂量 100mg/d,4 周内逐渐增量至 900mg/d(分 3 次服用),起效后维持 3 个月	有 *
Mintz(2006)[43]	加巴喷丁	初始剂量 100mg,2 次 /d,逐渐加量,最大剂量 1 600mg/d[1]	有 *
Ryan(2012)[32]	加巴喷丁	初始剂量 300mg/d,每日增加 300mg 至最大剂量 1 800mg/d(分 3 次服用),维持 10 周,逐渐减量超过 7 天	有 *
Halum(2009)[12]	普瑞巴林	初始剂量 75mg,2 次 /d,4 周内逐渐加量至 150mg,2 次 /d[2],维持至少 1 个月	有 *
Vertigan(2016)[31]	普瑞巴林	初始剂量 75mg/d,逐渐加量至 300mg/d(分 3 次服用),维持 11 周	有 *
Dion(2017)[33]	曲马多	50mg,3 次 /d,必要时,2 周	无

* 滴定剂量定义为咳嗽症状缓解或出现不能忍受的副作用
[1] 滴定时间表和治疗时间未见报道
[2] 1 例患者需要服用普加巴林 150mg,3 次 /d 才能完全缓解症状

八、运动神经病变治疗方式的选择

1. 阿米替林（Amitriptyline）

阿米替林是一种三环类抗抑郁药（tricyclic antidepressant，TCA），主要抑制 5- 羟色胺和去甲肾上腺素的再摄取，也可能与其他几种受体（包括阿片类、腺苷、抗甲肾上腺素能、NMDA、烟碱、胆碱能和组胺能受体）有微弱的相互作用[35]。作为 TCAs，阿米替林也有显著的抗胆碱能作用，因此老年患者慎用。在表 6-2 所列的前瞻性研究中，已证实阿米替林可改善 75%~83% 患者的咳嗽症状。Jeyakumar 等（2006）进行的一项随机安慰剂对照试验表明，10 日的疗程可显著改善患者咳嗽严重程度和与咳嗽相关的生活质量[8]。

鉴于阿米替林疗效的可预测性和每日 1 次的给药方案，备受医生青睐（滴定剂量见表 6-3，其他已发表的给药方案见表 6-2）。但是考虑到阿米替林具有抗胆碱能作用，65 岁以上患者用药可能会有增加副作用的风险。基于老年人潜在不适当用药比尔斯标准，美国老年医学协会建议 65 岁以上的患者使用强抗胆碱能 TCA 药物如阿米替林，这一建议存在潜在风险[36]。因此许多专家以去甲替林为替代品，也有类似的治疗效果，但抗胆碱能作用较弱。去甲替林治疗慢性神经性咳嗽的疗效在前瞻性和回顾性研究中均未得到证实。

表 6-3　阿米替林滴定表

	周	晚间
以 10mg 为单位增量 * 药片（Disp #70）	1	10mg
	2	2 × 10mg
	3	3 × 10mg
	4	4 × 10mg
后序治疗 以 25mg 为单位增量 * 药片（Disp #91）	5	2 × 25mg
	6	3 × 25mg
	7	4 × 25mg
	8	4 × 25mg

此为增量滴定表。可以快速减量，每天减少 1 粒。

Disp：分配 # 每月胶囊数量。

* 滴定剂量定义为咳嗽症状缓解或出现不能忍受的副作用。

2. 加巴喷丁和普瑞巴林

加巴喷丁和普瑞巴林都是 γ- 氨基丁酸（γ-aminobutyric acide，GABA）类似物，其作用机制是抑制电压门控钙离子通道神经递质的释放[4]。作为治疗神经性咳嗽的一线药物,两种药物均有1级临床研究证据支持[4,9]。这两种药物有悠久的神经病变治疗史,对GABA类似物疗效的早期研究多集中于加巴喷丁。Lee和Woo(2005)在28例前瞻性队列研究中评估了加巴喷丁对喉感觉神经病变患者的疗效,特别是对咳嗽、吞咽困难、癔球症和喉痉挛等症状的影响。为了明确是否存在运动神经病变,患者均接受频闪喉镜和LEMG检查,71%的患者存在运动神经病变[9]。在所有患者中,有69%的患者咳嗽症状得到了改善,而在运动神经病变患者中,有80%的咳嗽症状得到了改善(见表6-1)。Ryan等(2012)进行了一项随机双盲安慰剂对照研究,评估加巴喷丁对咳嗽严重程度和咳嗽相关生活质量的影响。在加巴喷丁治疗组中,视觉模拟量表和咳嗽监测仪均显示咳嗽严重程度有显著改善,同时也有统计学意义[32]。但是加巴喷丁停药4周后,两组患者的咳嗽相关生活质量和严重程度并没有得到持久的改善[32]。表6-4为加巴喷丁的滴定时间表,其他的给药方案参见表6-2。

表6-4　加巴喷丁滴定表

	周	早晨	中午	晚间
以100mg为单位增量 * 胶囊(Disp #126)	1	100mg	100mg	100mg
	2	100mg	100mg	2 × 100mg
	3	100mg	2 × 100mg	2 × 100mg
	4	2 × 100mg	2 × 100mg	2 × 100mg
后序治疗				
以300mg为单位增量 * 胶囊(Disp #126)	5	300mg	300mg	300mg
	6	300mg	300mg	2 × 300mg
	7	300mg	2 × 300mg	2 × 300mg
	8	2 × 300mg	2 × 300mg	2 × 300mg

此为增量滴定表。可以快速减量,每天减少1粒。

Disp= 分配 # 每月胶囊数量。

* 滴定剂量定义为咳嗽症状缓解或出现不能忍受的副作用。

与加巴喷丁相似,普瑞巴林也有前瞻性队列研究数据和随机对照试验来支持其疗效。在Vertigan等(2016)进行的随机对照实验中,实验组采用普瑞巴林滴定法联合4个疗程的言语训练进行治疗,对照组采用安慰剂和4个疗程的言语训练进行治疗。与单独使用安慰剂相比,言语训练联合普雷瑞巴林组在治疗结束时咳嗽严重程度和相关生活质量有显著改善。在18周后的随访中,实验组和对照组之间疗效未见差异,但与基线数据相比,两组均有所改善[31]。本研究中的普瑞巴林滴定表详见表6-5,其他的给药方案参见表6-2。

表6-5　普瑞巴林滴定表

	日	早晨	中午	晚间
增量*	1~2	75mg		
	3~4	75mg		75mg
	5~6	75mg	75mg	75mg
	7~84	75mg	75mg	150mg
减量	85~86	75mg	75mg	75mg
	87~88	75mg		75mg
	89~90	75mg		

根据 Vertigan 等(2016)[31]提供的数据进行修正。

* 滴定剂量定义为咳嗽症状缓解或出现不能忍受的副作用。

3. 其他药物

巴氯芬和曲马多是其他已成功用于治疗神经性咳嗽的神经调节剂,如果一线药物无效,可以作为替代药物使用[4]。目前已经证实巴氯芬在辣椒素实验中能够减弱咳嗽反射和咳嗽刺激[37],但用于神经性咳嗽治疗的数据仅限于两人交叉的病例研究。两名患者在使用巴氯芬2周后咳嗽严重程度均有所下降。Dion 等(2017)进行的一项前瞻性队列研究中,证实曲马多在改善咳嗽相关生活质量评分和咳嗽严重程度方面均有作用。虽然这项研究证实了曲马多的疗效,但是由于随访时间有限,长期疗效问题仍有待探讨[33]。此外,作为弱阿片类受体激动剂,目前已证实即便剂量低至 50mg/d,仍存在药物依赖的担忧[38]。作为本神经调节剂清单中唯一的Ⅳ类药物,在开具曲马多处方时还需注意组织管理问题和美国各州的立法规定,许多条目美国各州不尽相同。为防止阿片类药物滥用,在将曲马多纳入常规临床使用之前,美国各州政府的审查要求非常严格。给药方案见表6-2。

九、药 物 选 择

Cohen 和 Misono(2013)的荟萃分析由于研究设计的局限性、方案多样性以及缺乏并行比较,未能确定优选药物、治疗时间及随访疗程[2]。因此,对于药物的选择,除了疗效外,更多是基于其他因素。许多作者认为加巴喷丁、阿米替林和普瑞巴林为一线药物[4,12,13,18]。在这三种药物中,阿米替林的好处是每天只需服药 1 次,但由于其抗胆碱能作用,65 岁以上的老年人应慎用。许多医生建议这类患者使用去甲替林,但缺乏相关疗效数据。阿米替林还能与选择性 5- 羟色胺再吸收抑制剂或其他 5- 羟色胺能药物相互作用,导致 5- 羟色胺综合征[39]。因此,尽管需要每天服药 3 次,一些医生仍倾向于将加巴喷丁或普瑞巴林作为一线药物。由于曲马多和巴氯芬的数据有限,只有在一线药物的一种、两种或三种无效后才考虑使用。

十、药物剂量、副反应及远期疗效

一线药物的治疗剂量范围较大,已发表的很多治疗方案包括滴定剂量,但仍缺乏滴定或最大剂量的可接受率(见表 6-2)。此类药物的不良反应很常见,已在表 6-6 中列出。目前为止还没有严重药物不良反应的报告,任何不良反应都可以通过停药缓解[18]。由于不良反应的发生率高达 17%~75%(见表 6-6),药物滴定可确定用于治疗咳嗽症状的剂量,从而最大限度减少不良反应的发生。如表 6-6 所示,许多作者在治疗中使用滴定剂量。目前对于最佳滴定率、治疗时间或疗程并没有共识[4]。本章作者的方案是让患者在停药前继续接受 3~6 个月的治疗,这与神经调节剂治疗慢性疼痛的用药原则一致[40]。

表 6-6 神经调节剂不良反应

第一作者(年份)	药物	不良反应	治疗中断 *
Bastian(2006)[11]	阿米替林	未提及	未提及
Jeyakumar(2006)[8]	阿米替林	未提及	未提及
Norris(2010)[13]	阿米替林	口感(30%)	1/12(8.3%)
Ryan(2016)[41]	阿米替林	镇静(11%),食欲增加(2.8%),淋巴结疼痛(2.8%)	1/36(2.8%)
Dicpinigaitis(1998)[34]	巴氯芬	未提及	未提及
Lee(2005)[5]	加巴喷丁	头晕或嗜睡(17.8%)	未提及
Mintz(2006)[43]	加巴喷丁	疲劳(17%)	0/6
Ryan(2012)[32]	加巴喷丁	合计(31%),包括视力模糊、定向障碍、意识模糊、头晕、口干、疲劳、头痛、记忆力减退和恶心等;安慰剂组(10%)	加巴喷丁组 1/26(4%);安慰剂组 1/24(4%)
Halum(2009)[12]	普瑞巴林	嗜睡/精神萎靡(33.3%),既往腿痛加重(8.3%)	2/12(17%)
Vertigan(2016)[31]	普瑞巴林	合计(75%),包括视力模糊、认知改变、头晕、口干、疲劳、头痛、肠胃、体重增加、皮肤、积液等;安慰剂组(75%)	1/20(5%)
Dion(2017)[33]	曲马多	嗜睡(25%)	0/16(0%)

* 患者出现不良反应而停用神经调节剂,不包括降低剂量继续治疗的患者。

神经调节剂的初步疗效已得到公认,但其远期疗效仍有待观察。一些患者可能需要无限期的治疗,而另一些患者在 3~6 个月的最佳剂量疗程后可能会有持久的疗效[4,41]。在 Ryan 等(2012)的研究中,用药早期咳嗽严重程度和咳嗽相关生活质量得到改善,但是停用加巴喷丁 1 个月后,疗效消失。Ryan 等(2016)调查了 36 名接受阿米替林治疗的神经性咳嗽患者的远期疗效和持续用药情况[41]。在治疗结束后的 2~3 年,38人中有 20 人(53%)保持了大于 50% 的止咳效果,但在这 20 名患者中,有 11 人随访调查时仍在服用阿米替林[41]。

十一、咳嗽的行为治疗

第八章咳嗽管理:言语 - 语言病理学家在慢性咳嗽治疗中的角色将进一步讨论言语 - 语言病理学家和咳嗽抑制 / 重塑训练的作用。一项观察言语治疗与健康生活方式教育的随机单盲安慰剂对照试验显示,试验组的咳嗽严重程度改善了 88%,而对照组只有 13%[42]。此外,上述讨论的普瑞巴林随机双盲安慰剂对照试验的两组均纳入了 4 个疗程的言语治疗。在两组治疗结束后,神经调节剂与言语治疗联合使用时,咳嗽严重程度和咳嗽相关的生活质量仍能得到改善,而单独使用神经调节剂则没有持久的改善效果[31,32]。由于这两项随机对照研究采用了不同的药物,并不能回答言语治疗对神经性咳嗽的有效性问题。言语治疗可能对疗效产生持久的改善,但是要支持这一假设,仍需进一步证据来明确其中是否存在神经调节剂的治疗作用[31]。

十二、思维拓展

在过去的二三十年里,我们对咳嗽的认识,除了呼吸道感染以外,已经从一种行为上的变化,发展为一系列综合征的一部分,如 ILS、喉敏感综合征或 PVVN。对喉敏感综合征的理解和与慢性疼痛的类比提高了我们对神经病变的理解,这些神经病变可以增强脑干的咳嗽反射。此外,对咳嗽可能是迷走神经病变引发的认识,有助于采用神经调节剂进行有效治疗。尽管有这样的认识和有效的治疗,大部分神经性咳嗽仍是一种排除性诊断,缺乏基于症状的阳性诊断标准。由于诊断标准的缺乏,不仅使神经性咳嗽的相关研究难以达成共识,还可能导致诊断延误数月、数年甚至数十年。与任何排除性诊断一样,神经性咳嗽需要针对性更强的检查,以排除慢性咳嗽的其他常见病因。目前用于鉴别过敏、反流和声门闭合不全的检查已广泛应用于临床。例如,通过阻抗测试,可以显示从食管下段到上段食管括约肌的任何 pH 值的液体反流事件,从而提高了控制反流的能力。病毒感染后迷走神经病变引起的上消化道反流症状可以与声带运动异常共存。对于有其他反流相关症状的患者,即使是在对神经调节剂治疗有反应的情况下,需谨慎考虑下咽 - 食管阻抗联合双 pH 值测试,以确定是否存在食管损伤的风险。

包括本章作者在内的许多专家认为,前期呼吸道疾病、单侧癔球症或疼痛、急性起病、喉部功能障碍和喉部运动神经病变等为神经性咳嗽的临床表现。此外,当患者存在这些症状,又缺乏其他病因性咳嗽的相关证据时,可以先以神经性咳嗽进行诊断性治疗,再对慢性咳嗽的其他常见病因进行广泛性排查。换言之,是否存在运动神经病变的证据只与神经调节剂的治疗反应相关。为了证实上述推测,有必要将这些因素与咳嗽的相关性进行前瞻性研究,以排除神经性咳嗽的诊断。

在进行此类研究时,当系统的病史采集、查体和诊断性检查均未明显倾向于哮喘、过敏或反流时,就有必要考虑神经性咳嗽的诊断,并使用 1~2 种神经调节剂进行诊断性治疗。

十三、本章要点

1. 包括 ILS、LSN 和 PVVN 在内的喉敏感综合征以慢性咳嗽为症状。

2. 神经性咳嗽通常是一项排除性诊断。

3. 神经性咳嗽可单独出现,也可与前期呼吸系统疾病、癔球症、吞咽困难、喉痉挛、喉功能障碍和发音困难有关。

4. 频闪喉镜和喉肌电图可提供运动神经病变的证据,提示慢性咳嗽的神经源性起病的可能。

5. 神经调节剂治疗神经性咳嗽效果好,但副作用很常见。

6. 没有足够的证据来确定神经调节剂的最佳治疗方案。一线用药包括加巴喷丁、阿米替林和普瑞巴林。

7. 各种神经调节剂的使用剂量和时间表各不相同,采用药物剂量滴定可缓解咳嗽症状,同时将副作用降至最低。

8. 神经调节剂治疗神经性咳嗽的疗程和远期疗效尚不清楚。

9. 言语训练配合神经调节剂治疗神经性咳嗽可能有益,特别是呼吸重塑和咳嗽抑制训练。

(译者 傅德慧 庄佩耘)

参 考 文 献

1. Greene SM, Simpson CB. Evidence for sensory neuropathy and pharmacologic

management. *Otolaryngol Clin North Am.* 2010;43(1):67–72, viii.

2. Cohen SM, Misono S. Use of specific neuromodulators in the treatment of chronic, idiopathic cough: a systematic review. *Otolaryngol Head Neck Surg.* 2013;148(3):374–382.

3. Morrison M, Rammage L, Emami AJ. The irritable larynx syndrome. *J Voice.* 1999; 13(3):447–455.

4. Altman KW, Noordzij JP, Rosen CA, Cohen S, Sulica L. Neurogenic cough. *Laryngoscope.* 2015;125(7):1675–1681.

5. Chung KF, McGarvey L, Mazzone SB. Chronic cough as a neuropathic disorder. *Lancet Respir Med.,* 2013;1(5):414–422.

6. Amin MR, Koufman JA. Vagal neuropathy after upper respiratory infection: a viral etiology? *Am J Otolaryngol.*2001;22(4):251–256.

7. Rees CJ, Henderson AH, Belafsky PC. Postviral vagal neuropathy. *Ann Otol Rhinol Laryngol.* 2009;118(4):247–252.

8. Jeyakumar A, Brickman TM, Haben M. Effectiveness of amitriptyline versus cough suppressants in the treatment of chronic cough resulting from postviral vagal neuropathy. *Laryngoscope.* 2006;116(12):2108–2112.

9. Lee B, Woo P. Chronic cough as a sign of laryngeal sensory neuropathy: diagnosis and treatment. *Ann Otol Rhinol Laryngol.* 2005;114(4):253–257.

10. Giliberto JP, Dibildox D, Merati A. Unilateral laryngoscopic findings associated with response to gabapentin in patients with chronic cough. *JAMA Otolaryngol Head Neck Surg.* 2017;143(11):1081–1085.

11. Bastian RW, Vaidya AM, Delsupehe KG. Sensory neuropathic cough: a common and treatable cause of chronic cough. *Otolaryngol Head Neck Surg.* 2006;135(1):17–21.

12. Halum SL, Sycamore DL, McRae BR. A new treatment option for laryngeal sensory neuropathy. *Laryngoscope.* 2009;119(9):1844–1847.

13. Norris BK, Schweinfurth JM. Management of recurrent laryngeal sensory neuropathic symptoms. *Ann Otol Rhinol Laryngol.* 2010;119(3):188–191.

14. Sumner H, Woodcock A, Kolsum U, et al. Predictors of objective cough frequency in chronic obstructive pulmonary disease. *Am J Respir Crit Care Med.* 2013;187(9):943–949.

15. Kanezaki M, Ebihara S, Gui P, Ebihara T, Kohzuki M. Effect of cigarette smoking on cough reflex induced by TRPV1 and TRPA1 stimulations. *Respir Med.* 2012; 106(3):406–412.

16. Doherty MJ, Mister R, Pearson MG, Calverley PM. Capsaicin responsiveness and cough in asthma and chronic obstructive pulmonary disease. *Thorax.* 2000; 55(8):643–649.

17. Bock JM, Koszewski IJ, Blumin JH, et al. Surface-evoked laryngeal sensory action potential evaluation in neurogenic chronic cough. *J Voice.* 2014;28(5):624–630.

18. Giliberto JP, Cohen SM, Misono S. Are neuromodulating medications effective for the treatment of chronic neurogenic cough? [published online ahead of print Nov 15, 2016]. *Laryngoscope.*

19. Lim K. Neurogenic cough. *J Allergy Clin Immunol.* 2014;133(6):1779–e1773.

20. Lang IM, Medda BK, Babaei A, Shaker R. Role of peripheral reflexes in the initiation of the esophageal phase of swallowing. *Am J Physiol Gastrointest Liver Physiol.* 2014; 306(8):G728–G737.

21. Canning BJ, Mori N. Encoding of the cough reflex in anesthetized guinea pigs. *Am J Physiol Regul Integr Comp Physiol.* 2011;300(2):R369–R377.

22. Altman JI, Genden EM, Moche J. Fiberoptic endoscopic-assisted diverticulotomy: a novel technique for the management of Zenker's diverticulum. *Ann Otol Rhinol Laryngol.* 2005;114(5):347–351.

23. Sulica L. Laryngoscopy, stroboscopy and other tools for the evaluation of voice disorders. *Otolaryngol Clin North Am.* 2013;46(1):21–30.

24. Merati AL, Rieder AA. Normal endoscopic anatomy of the pharynxand larynx. *Am J Med.* 2003;115(3):10–14.

25. Simpson CB, May LS, Green JK, Eller RL, Jackson CE. Vibratory asymmetry in mobile vocal folds: is it predictive of vocal fold paresis? *Ann Otol Rhinol Laryngol.* 2011; 120(4):239–242.

26. Woo P, Isseroff TF, Parasher A, Richards A, Sivak M. Laryngeal electromyographic findings in patients with vocal fold motion asymmetry. *Laryngoscope.* 2016;126(8):E273–277.

27. Sulica L, Blitzer A. Vocal fold paresis: evidence and controversies. *Curr Opin Otolaryngol Head Neck Surg.* 2007;15(3):159–162.

28. Blitzer A, Crumley RL, Dailey SH, et al. Recommendations of the Neurolaryngology Study Group on laryngeal electromyography. *Otolaryngol Head Neck Surg.* 2009;140(6): 782–793.

29. Statham MM, Rosen CA, Nandedkar SD, Munin MC. Quantitative laryngeal electromyography: turns and amplitude analysis. *Laryngoscope.* 2010;120(10): 2036–2041.

30. Belafsky PC, Rees CJ, Allen J, Leonard RJ. Pharyngeal dilation in cricopharyngeus muscle dysfunction and Zenker diverticulum. *Laryngoscope.* 2010;120(5): 889–894.

31. Vertigan AE, Kapela SL, Ryan NM, Birring SS, McElduff P, Gibson PG. Pregabalin and speech pathology combination therapy for refractory chronic cough: a randomized controlled trial. *Chest.* 2016;149(3):639–648.

32. Ryan NM, Birring SS, Gibson PG. Gabapentin for refractory chronic cough: a randomised, double-blind, placebo-controlled trial. *Lancet.* 2012;380(9853): 1583–1589.

33. Dion GR, Teng SE, Achlatis E, Fang Y, Amin MR. Treatment of neurogenic cough with tramadol: a pilot study. *Otolaryngol Head Neck Surg.* 2017;157(1):77–79.

34. Dicpinigaitis PV, Rauf K. Treatment of chronic, refractory cough with baclofen. *Respiration.* 1998;65(1):86–88.

35. Fridrich P, Colvin HP, Zizza A, et al. Phase 1A safety assessment of intravenous amitriptyline. *J Pain.* 2007;8(7):549–555.

36. American Geriatrics Society Beers Criteria Update Expert Panel. American Geriatrics Society updated Beers Criteria for potentially inappropriate medication use in older adults. *J Am Geriatr Soc.* 2012;60(4):616–631.

37. Dicpinigaitis PV, Dobkin JB, Rauf K, Aldrich TK. Inhibition of capsaicin-induced cough by the gamma-aminobutyric acid agonist baclofen. *J Clin Pharmacol.* 1998;38(4):364–367.

38. Tjaderborn M, Jonsson AK, Ahlner J, Hagg S. Tramadol dependence: a survey of spontaneously reported cases in Sweden. *Pharmacoepidemiol Drug Saf.* 2009; 18(12):1192–1198.

39. Ferguson JM. SSRI antidepressant medications: adverse effects and tolerability. *Prim Care Companion J Clin Psychiatry.* 2001;3(1):22–27.

40. Dworkin RH, O'Connor AB, Audette J, et al. Recommendations for the pharmacological management of neuropathic pain: an overview and literature update. *Mayo Clin Proc.*

2010;85(suppl 3), S3–S14.

41. Ryan MA, Cohen SM. Long-term follow-up of amitriptyline treatment for idiopathic cough. *Laryngoscope*. 2016;126(12):2758-2763.

42. Vertigan AE, Theodoros DG, Gibson PG, Winkworth AL. Efficacy of speech pathology management for chronic cough: a randomised placebo controlled trial of treatment efficacy. *Thorax*. 2006;61(12):1065–1069.

43. Mintz S., & Lee, J. K. (2005). Gabapentin in the treatment of intractable idiopathic chronic cough: Case reports. *Am J Med*, 119(5), e13–e15.

第七章

吞咽障碍与慢性咳嗽

一、概　　述

慢性咳嗽患者常伴有吞咽障碍。咳嗽与吞咽障碍有关,且咳嗽可能是咽喉或食管疾病被确诊前唯一的临床症状。液体或食物进入喉前庭或误吸至气管后,健康人会启动保护性咳嗽反射,以咳出呼吸道的液体或食物。但当误吸导致病理性咳嗽,或更严重的吸入性肺炎时,治疗目的应该是挽救患者生命,而不仅仅是改善患者生活质量。

咳嗽及吞咽障碍同时存在的原因有很多,其中以反流性疾病最为常见,相关内容已在第四章反流性疾病详细介绍。另外,病毒感染(如上呼吸道感染)所致的迷走神经病变也可能会导致咳嗽等症状,相关内容已在第五章咽喉反流性疾病的医学基础详细介绍[1,2]。迷走神经的运动支和感觉支受到影响时,患者常表现为喉部异物感、喉部刺痛、吞咽障碍、清嗓及喉部紧绷感等症状[3]。此外,气管插管后或脑血管意外导致患者出现咳嗽和吞咽障碍的发病率,比反流性疾病和病毒感染高得多。为了避免这类患者出现严重的误吸,在经口进食前需先由言语 - 语言病理学家对患者进行筛查,以确定患者的吞咽和咳嗽反射是否完好。

准确的吞咽功能评估对于口咽期吞咽障碍患者来说至关重要,一旦吞咽障碍被忽视,患者可能会出现严重的健康问题,如脱水、营养不良、吸入性肺炎,甚至死亡。当慢性咳嗽患者出现吞咽障碍相关症状时,需判断咳嗽症状与口咽期或食管期吞咽障碍的关系,不能仅考虑因反流所致。在本章中,我们将总结关于慢性咳嗽患者的口咽期及食管期吞咽功能评估方法。

二、吞　咽　筛　查

慢性咳嗽伴吞咽障碍的患者至少应由耳鼻咽喉科医生和言语 - 语言病理学家共同诊治。若住院患者出现了新发的吞咽障碍症状,建议先通过询问以下问题对其吞咽功能进行筛查评估。若门诊患者出现新发的吞咽障碍症状,可转诊至耳鼻咽喉科医生或

言语 - 语言病理学家处诊治。多学科合作对于诊治病情复杂的患者非常重要,伴有慢性咳嗽的吞咽障碍患者的治疗常涉及胸外科、呼吸科、消化内科、胃肠外科及神经内科等多个专业。

对于慢性咳嗽患者,需询问患者以下问题,以筛查患者是否存在吞咽障碍:

1. 您吞咽固体食物有问题吗?

2. 您吞咽流质饮食时有过窒息或误吸的经历吗?

3. 您的体重减轻了吗?

4. 您会因进食某些 / 某种特定的食物有困难而避免吃这些食物吗?

5. 您是否接受过头部和 / 或颈部的放射治疗?

6. 您有任何呼吸道感染史吗(包括肺炎)?

7. 您有头颈部手术史吗?

8. 您有食物反流的情况吗?

以上任何一个问题回答为"是"时,表明患者可能存在吞咽障碍,需进一步通过检查来明确吞咽障碍和慢性咳嗽之间的关系。耳鼻咽喉科医生可通过纤维内镜检查明确慢性咳嗽或吞咽障碍是否与咽喉部的解剖异常或存在的病变相关,如喉部肿物、伴或不伴声带麻痹的声门闭合不全、梨状窝有大量分泌物潴留等。另外,若临床高度怀疑慢性咳嗽与吞咽障碍相关,无论之前的检查结果如何,都需再进一步测试或检查。

准确评估口咽期吞咽障碍的第一步是筛查。美国言语 - 语言 - 听力协会(American speech-language-hearing association,ASHA)在"言语 - 语言病理学职业实践指导"中,将吞咽障碍筛查定义为"根据通过或未通过该流程,辨别患者是否需做进一步的综合评估或转诊至其他专业医疗机构"[4]。筛查通常由言语 - 语言病理学家或医院护士进行,主要目的是找出吞咽障碍的高危人群。

筛查是为了快速、高效的识别出存在口咽期吞咽障碍及误吸风险的高危人群,并确定哪些患者需进行更全面、更昂贵、更耗时的吞咽评估,以避免浪费医疗资源。

目前已有许多筛查工具被应用在临床中,有人建议使用问卷进行筛查。如进食评估问卷调查工具 -10(eating assessment tool,EAT-10)[5],尽管制订该问卷的最初目的是筛查患者是否存在吞咽障碍,但已有研究证实 EAT-10 对识别误吸也有帮助[6-8]。此外,也可通过不同种类、不同剂量的食物对患者进行吞咽筛查,其中以不同剂量的饮水试验较为常用[9-13]。小剂量饮水试验为吞咽 10 次,每次 3~5ml[9,14,15],大剂量饮水试验为连续吞咽 90~100ml[10-13]。既往关于饮水试验的系统评价结果显示:小剂量饮水试验的特异性虽高,但敏感度低;连续大剂量饮水试验敏感度虽高,但特异性低[16]。临床实践中也发现,大剂量饮水试验能发现患者误吸,因此认为大剂量饮水试验是更好的筛查工具。

如果患者通过了有效性、可靠度及敏感度高的筛查,或完整的吞咽评估,如吞咽仪器评估(改良钡餐吞咽检查),则无需再进一步评估,便可安全地开始经口进食药物、液体和食物。反之,在存在吞咽障碍的情况下,若患者未进行有效和可靠的评估,则应转诊至言语-语言病理学家做进一步评估。

三、临床吞咽评估

经筛查后确认存在口咽期吞咽障碍的患者还应行临床吞咽评估(clinical swallow evaluation,CSE),根据 ASHA[17]的建议,言语-语言病理学家可按照以下内容进行评估:

1. 整合访谈/病史信息,回顾医疗记录,关注查体结果。
2. 观察和评估上呼吸道和消化道结构的完整性及功能。
3. 根据临床体征和症状识别吞咽障碍并观察其特征。
4. 识别食管期吞咽障碍或胃食管反流病(gastroesophageal reflux disease,GERD)。
5. 确定是否需用更客观的仪器测试来评估吞咽功能。
6. 确定患者是否需要吞咽治疗/管理。
7. 推荐合适的营养管理方案。
8. 推荐临床干预措施。

四、临床吞咽评估适应证

对于言语-语言病理学家来说,需了解临床医生转诊患者行 CSE 评估的原因,以及临床医生对患者最主要的关注点。其适应证主要包括:①患者未通过吞咽筛查,需转诊行 CSE 或仪器评估;②没有行吞咽筛查,临床医生根据患者的临床诊断或营养状况直接转诊给言语-语言病理学家行 CSE;③临床医生根据患者主诉转诊给言语-语言病理学家行 CSE。以下主诉常提示患者存在吞咽问题,如进食时频繁呛咳或窒息感、吞咽时哽噎感、进食时间延长、吞咽疼痛、吞咽困难,或进食时鼻腔反流。

五、临床吞咽评估的组成部分

1. 病例回顾

CSE 的第一步是进行完整的病例回顾,病例回顾有助于临床医生推断患者吞咽障碍的性质。针对慢性咳嗽患者,临床医生应重点关注与吞咽障碍相关的任何现患疾病或既往史,如近期新发的上呼吸道感染。如果患者存在频繁的上呼吸道感染史,慢性误吸可能是其病因。另外肺炎或既往肺炎史也可高度提示存在误吸的可能[17]。同时应注意记录上呼吸道感染、呼吸衰竭、气管插管及气管切开情况。反复插管或拔管,以及暴力插管或拔管,可能会刺激患者喉部或影响声带正常运动,使声门闭合不全,引起误吸或渗漏,从而导致慢性咳嗽。此外,临床医生还应关注患者是否存在胃食管反流病史,是否正在服用控制反流症状的药物。咽喉反流(laryngopharyngeal reflux,LPR)会刺激下咽及喉部,引起保护性的食管上括约肌功能亢进,最终导致吞咽障碍。关于 LPR 的内容已在第四章反流性疾病详细讨论。

回顾手术史,尤其是头颈部相关的手术史、气管切开术及头颈部肿瘤切除术等。手术会改变头颈部的解剖,导致患者的吞咽功能发生变化。此外,既往使用鼻饲管史也提示患者有吞咽障碍或营养不良史。

回顾患者目前的用药情况,某些药物会对吞咽功能产生不良影响,原因可能是药物本身的副作用或药物在治疗过程中出现的并发症[18,19]。例如影响食管平滑肌或横纹肌功能的药物、抑制中枢神经系统的药物(苯二氮䓬类药物)、免疫抑制剂或治疗肿瘤的药物所致的病毒性或真菌性食管炎,及使用非甾体抗炎药(nonsteroidal anti-inflammatory drugs,NSAIDS)后出现食管炎、食管狭窄或溃疡,均可导致吞咽障碍[20]。导致口干的药物由于会影响口腔食团运送、刺激喉部黏膜及增加食物残留,最终导致患者出现慢性咳嗽。另外,有多达 10% 的患者在服用血管紧张素转化酶抑制剂后,会出现慢性咳嗽的副作用,且女性多于男性[21]。

2. 病史

CSE 的第二步是详细询问病史,其目的在于协助临床医生就引起患者吞咽障碍的潜在病理生理学机制提出假设。病史对选择适当的吞咽功能评估方法非常重要,如是否需行吞咽造影检查或纤维内镜检查,以及是否需转诊患者至消化内科、胃肠外科或神经内科等。

3. 主诉

吞咽障碍的常见主诉包括咳嗽、呛咳或吞咽梗阻、食物或液体滞留喉部、咀嚼困难及进食时间延长等。针对慢性咳嗽患者,应重点询问其在进食、饮水时或饮水后,咳嗽是否加剧。进食时咳嗽加剧表明食物或液体出现了渗漏或误吸。进食或饮水后咳嗽加剧,提示存在反流、食管蠕动障碍或颈部憩室。此外,若患者主诉食物黏滞、难以下咽、吞咽固体食物困难,或吞咽过冷或过热的液体困难,表明患者存在的可能是食管期吞咽障碍,而非口咽期吞咽障碍[22]。

4. 症状

临床医生还需了解患者吞咽症状持续的时间、出现吞咽症状时是否伴有其他疾病,以及症状是否随时间发生变化。吞咽障碍在睡醒时或睡醒后不久加重的患者,可能存在胃食管反流。吞咽障碍症状在一整天或某一餐中逐渐加重的患者,可能存在神经系统疾病,如肌无力或肌疲劳。吞咽障碍患者伴随嗓音音质改变时,提示可能存在声带病变,需通过纤维内镜进一步明确。例如口咽感觉功能异常会导致患者下咽分泌物聚集并溢至喉部,产生"湿性"嗓音。

5. 口腔器官功能评估

口腔器官功能评估(oral mechanism examination)也是 CSE 的重要组成部分,可以帮助临床医生就患者吞咽障碍的性质提出假设。评估内容包括:①静止和活动状态下嘴唇、舌、面部、硬腭、软腭、牙齿、口腔健康和颌骨的完整性及功能;②参与吞咽活动的颅神经功能:三叉神经(Ⅴ)、面神经(Ⅶ)、舌咽神经(Ⅸ)、迷走神经(Ⅹ)及舌下神经(Ⅻ)等。

尤其应注意对慢性咳嗽患者迷走神经功能的评估。迷走神经和舌咽神经常同时受损,因此可同时评估这两组颅神经的功能。应注意观察静息状态及发"啊"音时软腭上抬的情况。嗓音质量也能反映神经功能,带气息声的嗓音常提示单侧或双侧声带运动障碍。声带运动障碍可能会导致声门闭合不全,从而减弱吞咽过程中的气道保护作用,最终增加误吸风险。大量研究也表明,以气息声、粗糙声、嘶哑声等特征的发声障碍,也提示误吸风险增加[23,24]。高音上升幅度变小提示喉上神经受损,患者会因为喉部感觉功能减弱而出现吞咽障碍[25]。呕吐反射及咳嗽反射也可用来评估迷走神经和舌咽神经功能。另外,也可通过呼吸气流流速计等工具对咳嗽进行客观测量,该方法被证实具有较高的敏感度和特异性,并可用来评估患者的误吸风险[26]。Smith-Hammond 发现脑卒中后吞咽障碍患者的呼气峰值流速明显降低,其中严重误吸患者在主动咳嗽期间呼气峰值流速最低[27]。在帕金森病患者中,误吸患者的呼气峰值流速低于无误吸患者[28,29]。因此,咳嗽时的呼气峰值流速可用于预测误吸所致的肺部并发症[30]。

也可通过让患者主动或被动吸入含酒石酸、柠檬酸或辣椒素溶液的方法,评估自然咳嗽反射和抑制性咳嗽反射的完整性。既往研究发现吸入以上溶液后,根据患者咳嗽反射情况可预测脑卒中患者的肺炎风险[31~37]。

6. 摄食流程

建议在 CSE 中使用标准化的摄食流程。标准化的摄食方式、摄食次数和摄食量能更好地比较整个试验中患者的行为,确保不同评估者、不同设施操作下结果的一致性。通常,用于 CSE 中的食物黏稠度应涵盖稀薄液体(通常是水)、糊状或布丁状半流质以及固体。评估时,各种黏稠度的食物从少到多地由患者吞咽,每口吞咽量的上限为患者日常进食时每口的典型吞咽量(如日常喝水或吃饭时每口的吞咽量),观察患者是否出现口咽期吞咽障碍的任何体征或症状。

可以观察的口腔期问题包括唇闭合不佳导致食物从口腔溢出、固体食物咀嚼效率降低或无效咀嚼,以及口腔食物残留。通过 CSE 虽然能观察到误吸的体征和症状,但仅能获取少量咽期的信息,如果没有内镜或 X 线等仪器辅助,就无法看到舌根、咽后壁、会厌谷和梨状窝等结构。咳嗽是判断误吸最可靠的症状之一[26,27,38],吞咽后即刻出现的"湿性"嗓音也可预测误吸[23,28]。但是,若发声时喉部已有食物或液体,临床医生则无法可靠地辨别"湿性"嗓音,从而导致通过音质判断误吸缺乏敏感性和特异性[39,40]。因此,临床医生需对于仅根据音质变化来判断是否有误吸风险特别谨慎,如果发现患者嗓音异常,应考虑转诊或进行纤维内镜检查。另外,误吸症状或体征与摄入食物的量有关,1~5ml 的小剂量摄入量不足以检测到误吸,尤其是隐性误吸。大剂量(90~100ml)食物对检测误吸有更高的敏感度。但如果摄入小剂量食物后已出现误吸,就不必再用大剂量的食物再评估[40,41]。尽管 CSE 具有实用性及操作简便等特点,但近期研究表明,与 FEES 或 VFSS 金标准相比,单口小剂量饮水试验的敏感度和特异性分别为 71% 和 90%,连续饮用 90~100ml 的饮水试验的敏感性和特异性分别为 91% 和 53%,逐渐增加饮水量的饮水试验的敏感度和特异性分别为 86% 和 65%[41]。

7. 仪器评估

如果患者没有明显的误吸症状、体征或吞咽障碍,且病情稳定,临床医生可推荐患者直接经口摄食。如果在 CSE 期间发现患者有明显的误吸症状、体征或吞咽障碍,则建议行仪器评估,如吞咽造影检查或纤维内镜吞咽检查。

8. 吞咽造影检查

吞咽造影检查(videofluoroscopic swallowing study,VFSS),又称改良钡餐吞咽检查(modified barium swallowing,MBSS),是一种可实时观察吞咽过程的影像学检查方法,被认为是评估口腔、咽和食管期吞咽功能的金标准。其检查目的在于揭示患者吞咽障碍的潜在病理生理学机制,以确定合适的治疗方案。检查时,给予患者一系列从液体到固体、含硫酸钡的食物,并通过侧位和正位观察吞咽情况。与 CSE 一样,也建议使用标准化的评估流程。但需注意的是,VFSS 是一种 X 线检查,因此需限制检查时间,应将透视时间控制在 5 分钟以内。

在检查期间,需观察舌体运动、软腭抬举、舌骨前上运动、喉抬升、会厌翻转、舌根后缩、咽食管上括约肌段开放和食管蠕动情况。此外,还要记录口腔运送时间、吞咽启动时间、咽部运送时间和环咽肌(cricopharyngeal,CP)开放时间等吞咽活动时间。并需关注舌外侧沟、舌根、咽后壁、会厌谷、梨状窝等不同位置的食物残留情况及患者对残留物的反应。有时,即使是非常少量的吞咽后残留,也会刺激咽部,诱发患者咳嗽或清嗓。另外,也需注意是否存在渗漏(液体或食物进入喉前庭但未达声带以下)和 / 或误吸(液体或食物进入声带以下),并查找导致渗漏或误吸的可能病理生理机制。同时还要观察患者对渗漏或误吸是否有反应,尤其是发生误吸时是否有咳嗽或清嗓反应,若没有反应便称为"隐性误吸"。

行 VFSS 检查时,在咽食管段常可观察到 CP 切迹,其定义为吞咽时松弛的环咽肌持续突向食管腔内,如 X 线侧位片所示(图 7-1)。造影检查如发现 CP 切迹堵塞 50% 以上的食管腔时,食管上括约肌(upper esophageal sphincter,UES)的最大开放程度会减小,最终导致喉咽部与 UES 之间的推送压力增加[42]。

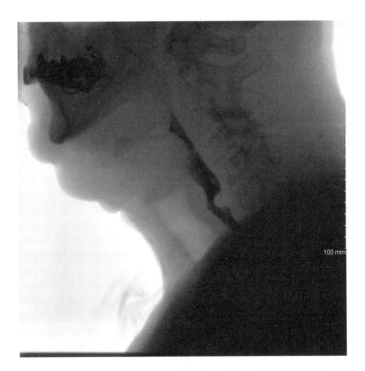

图 7-1 VFSS 图示头颈肿瘤放疗后患者的环咽肌切迹

9. 纤维内镜吞咽检查

自 20 世纪 80 年代开始,纤维内镜吞咽检查(flexible endoscopic evaluation of swallowing,FEES)作为 VFSS 的补充被用于吞咽功能的评估中。纤维内镜或远端含有芯片的内镜经鼻进入口咽,能很好地观察到吞咽前及吞咽后的咽喉部结构。但由于内镜经鼻插入,因此不能观察口腔期的吞咽情况。且由于内镜前端位于舌根和咽后壁之间,进入咽期后,会存在 0.5 秒的白屏时间,所以需在完成吞咽动作后才能再次观察到咽喉部结构。

为提高检查期间患者的舒适度,放置内镜前,可局部使用麻醉剂(利多卡因胶浆)或血管收缩剂(羟甲唑啉)。但麻醉剂仅能在鼻腔前份使用,若在鼻腔后份使用,麻醉剂可能会进入咽部,影响食团流速和降低黏膜敏感度,导致渗漏或误吸,最终影响评估结果[43,44]。尤其是慢性咳嗽患者,不建议检查时麻醉咽喉部黏膜,以观察患者对纤维内镜、残留、渗漏及误吸的反应。且很多患者即使不用表面麻醉剂或血管收缩剂,也能耐受FEES 检查[45]。

常规的 FEES 流程为先观察腭咽功能,让患者重复一系列鼻音音素(/n/,/m/,/ng/)和非鼻音音素(任何元音或其他辅音),记录腭咽闭合的程度和模式。然后再进入口咽部,查看舌根、咽喉部、会厌、会厌谷、梨状窝、杓会厌皱襞、喉前庭、室带、声带和气管上段结构,并重点关注是否存在分泌物潴留,并记录潴留位置。若在进行食物测试前就观察到患者存在喉内分泌物,则表明患者喉部感觉功能减退,进行稀薄液体测试时,误吸的风险会增加[46,47]。另外,FEES 可直接观察患者是否存在分泌物误吸,但 VFSS 却不能直接观察分泌物误吸的情况。患者一旦出现分泌物误吸,就不需再进行任何食物测试。

既往 FEES 未对咽部及声门上喉部黏膜的感觉功能进行评估,但评估感觉功能对判断喉上神经是否完好及对气道保护功能有帮助[48~50]。因此在 20 世纪 90 年代,开始进行纤维内镜下吞咽感觉测试(eiberoptic endoscopic evaluation of swallowing with sensory testing,FEESST)[49,50],其原理是用一种特殊的双通道内镜,将气流送至杓会厌皱襞,以引发喉内收反应(laryngeal adductor response,LAR),LAR 缺失表明隐性误吸风险增加。但由于缺乏正常气流阈值的标准值,且市场上无 FEESST 所需的专用设备,所以检查时常用内镜前端对双侧杓区黏膜轻施压力,来评估喉部感觉的完整性和代替 FEESST。若喉部感觉完整会出现"白屏"现象[51]。虽然这种方法对识别轻微感觉减退不敏感,但能准确识别出严重感觉障碍的患者[52]。若在轻触过程中,患者没有任何反应,便可诊断为喉部感觉减退。

完成咽喉部结构的检查后,将评估吞咽启动的瞬间和吞咽后各期的吞咽功能。通常情况下,患者需自主进食或被喂食一系列不同黏稠度的食物,例如从碎冰到固体。但如果在检查过程中,患者出现了会导致病情加重的误吸,则需立即停止食物测试。

在用液体或食物评估时,为了看清楚,可用蓝色或绿色食用色素对食团进行染色,或用不透明的食物(例如牛奶或香草布丁)进行评估[53]。建议采用标准化的摄食方案评估,以方便多次比较检查结果,并了解患者吞咽功能的变化。一般情况下,如果患者没有误吸风险,可先给予稀薄液体进行评估,再给予其他食物进行检测,如布丁、黏稠液体及固体(如酥饼干或全麦饼干)。

10. 经鼻食管镜检查

即使病史采集详尽,有时 VFSS 或 FEES 仍不能解释咳嗽症状,因此还需完善更多的检查以明确病因。慢性咳嗽的原因可能是食管更深处的迷走神经反射或其他食管疾病。经鼻食管镜检查(transnasal esophagoscopy,TNE)可在患者清醒时进行,可清楚地观察食管、食管下括约肌和胃,能评估患者是否存在反流、癔球症、吞咽障碍和头颈部肿瘤等疾病[54]。有研究报道,TNE 发现食管病变的阳性率为 50%[55],如食管炎、食管裂孔疝、Barrett 食管、念珠菌病、食管狭窄、食管癌、食管运动异常、食管蹼和食管憩室。耳鼻咽喉科医生应重视对食管黏膜疾病的筛查,因为与 GERD 相比,Barrett 食管患者的 LPR 症状,尤其是慢性咳嗽更明显[56]。Howell 的最新研究显示,行 TNE 的患者中有 51% 存在食管狭窄、z 线不规则、反流性食管炎或感染性食管炎等病变[57]。在 EAT-10 评分升高或有头颈部癌症病史的患者中,食管病变的检出率更高(81% 头颈部癌症的患者有吞咽障碍史)。

TNE 常在检查室进行,且不需镇静。先用含羟甲唑啉和 4% 利多卡因的混合液喷入鼻腔,再将浸有以上药物的棉签置入双侧鼻腔内 5~10 分钟。如果患者不能耐受 FEES,那也无法耐受 TNE,因为 TNE 带工作通道,直径更大。检查时,不需对咽喉部进行麻醉,因为麻醉可能会导致患者呕吐、误吸,且麻醉所致的不适感比放置食管镜导致的不适感更强烈。食管镜需从宽敞的一侧鼻腔、鼻中隔和下鼻甲间的总鼻道进入,到达喉咽部,经咽后壁与环状软骨后份之间的裂隙进入食管。在检查过程中,嘱患者行吞咽动作,顺着吞咽动作,检查者轻柔地将食管镜送入胃内。在检查过程中,动作应轻柔,保证视野亮度,并利用回退食管镜等技巧始终使食管腔处于检查视野内。看到胃之后,需将食管镜向后弯曲 180°,以便食管镜通过食管下括约肌(lower esophageal sphincter,LES)时有较好的视野,也有助于查看食管镜周围 LES 的收缩力度(或开放程度)及患者吞咽时唾液的通过情况。然后将胃内空气抽出,以确定 z 线(食管鳞状上皮黏膜和柱状上皮黏膜汇合之处)。图 7-2 显示了胃食管 z 线的典型表现。胃食管交界部(gastroesophageal

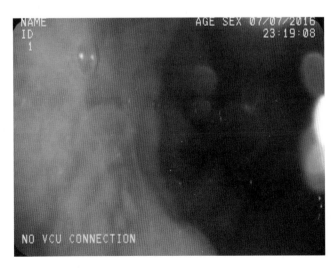

图 7-2　TNE 图示食管黏膜向胃黏膜过渡的 z 线
这一区域若出现蠕动紊乱或溃疡,都应进行活检,以排除 Barrett 食管和其他疾病。

junction，GEJ）是食管远端与胃近端或贲门与胃皱襞最近端交界处的区域[58]。在 LES 这个区域，当食管穿过横膈膜离开胸腔时，横膈膜会收缩挤压食管，此处存在更多的解剖病理学异常，例如裂孔疝（胃通过膈食管裂孔进入胸腔，使食管下括约肌和横膈膜的关系发生紊乱）。任何情况下观察到 z 线变形都需进行活检，其可能为 Barrett 食管的征象（食管正常的黏膜组织被类似肠的内壁所代替），需由病理确诊。Barrett 食管是慢性 GERD 的并发症，为食管腺癌的癌前病变[59]。一项研究发现，与普通人相比，Barrett 食管的患者发生食管腺癌的相对风险为 11.3%[60]。若活检结果为低级别不典型增生，其相对风险更高。从患者的角度出发，可在食管下部和 / 或中部再次进行活检，以排除嗜酸性粒细胞食管炎。对于食管中下段的活检，患者通常不会感到疼痛或不适，活检越靠近咽部，不适感会越强。在检查时，为了更好地观察到所有的食管黏膜，需不时向食管内吹气以保持食管扩张，或喷水清除食管壁上的食物残渣。另外也可不时让患者做吞咽动作改善检查视野，以避免过多吹气导致患者出现腹胀。整个检查过程应被记录下来，方便回看。

11. 高分辨率食管测压

高分辨率食管测压（high-resolution esophageal manometry，HRM）是另一种评估食管功能的工具[61]，通常在经内镜和放射影像学检查已排除机械性阻塞和黏膜病变后使用。有时还将 HRM 与阻抗监测联合，以提高胃食管、胃咽部（咽喉反流）或食管咽部（反流的液体源于食管动力障碍而不是胃）反流性疾病的诊断检出率[62]。HRM 在非阻塞性吞咽障碍患者的食管疾病特异性分类中有重要作用。虽然该项技术近期才被应用在咽肌无力的评估中（"咽测压法"），但该检查方法已越来越受欢迎。

随着技术的发展，为获得更高的分辨率，HRM 已从灌注法转向固态测压法，且传感器之间的间距已缩小至 1cm[63]。计算机技术还提供了大量数据的处理方法，且数据已从以往的线图发展至三维空间图。更多的 HRM 内容已在第 4 章反流性疾病介绍。

六、吞咽障碍相关疾病和咳嗽

本章重点介绍了临床医生可以使用的吞咽诊断工具，吞咽问题会导致患者误吸或吞咽异常，从而导致咳嗽。本部分将具体介绍吞咽障碍相关疾病及其与咳嗽的关系。

1. Zenker's 憩室

咳嗽可能是 Zenker's 憩室或其他颈部憩室最常见的症状之一。在 Zenker's 憩室中，下咽缩肌和环咽肌间的 Killian 裂隙处的食管壁膨出，液体或食物潴留在憩室内，倒流至喉部引起吞咽后延迟咳嗽。吞咽稀薄液体后立即出现的延迟咳嗽是吞咽不安全的重要警示信号。VFSS 中很容易观察到食管憩室，图 7-3 显示 Zenker's 憩室的侧位片。Wirth

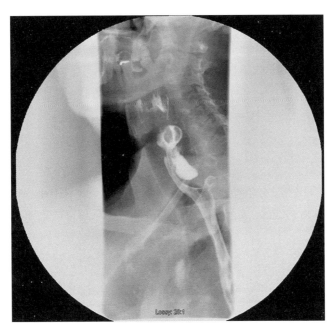

图 7-3　VFSS 侧位片示含钡剂的 Zenker's 憩室

等学者的研究显示,96% 的 Zenker's 憩室患者存在吞咽障碍,60% 存在反流,19% 存在咳嗽症状,9% 存在肺炎[64]。大多数患者可通过手术缓解咳嗽症状,切断环咽肌后可排空憩室内潴留的液体或食物,从而避免液体或食物反流至喉部引起刺激症状。无论是经内镜或开放手术切开环咽肌,患者术后均未再发生吸入性肺炎。

2. 异物

吞咽障碍可以成为消化道异物的诱因,当食管完全被食物堵塞后,咽部会出现非常明显的分泌物积聚,患者会出现误吸,并诱发保护性咳嗽。另外,吞咽障碍和咽期吞咽活动不协调易导致气道异物[65]。气道异物会出现剧烈咳嗽、喘鸣或呼吸困难,容易被识别。但少数情况下,成人或儿童并未意识到已吸入异物,异物最终导致气道远端感染,并引发咳嗽[66]。

3. 嗜酸性粒细胞食管炎

嗜酸性粒细胞食管炎(eosinophilic esophagitis,EoE)在成人常表现为食物嵌顿和吞咽障碍。但儿童 EoE 的症状通常不严重,多表现为食物不耐受和类似 GERD 的症状[67]。值得注意的是,EoE 患者最初的临床症状多为咳嗽或发声障碍。EoE 的主要组织病理学特点为食管黏膜嗜酸性粒细胞浸润≥15 个嗜酸性粒细胞 / 高倍视野,食管嗜酸性粒细胞增多常伴有严重的鳞状上皮增生。且 EoE、特异性反应、多种吸入性过敏原敏感和食物过敏原之间有很强的相关性[68]。此外,Kelly 等研究发现要素饮食改善了 10 例 EoE

儿童的临床症状和组织学表现[69]。需注意的是,EoE 和 GERD 常不易鉴别。

对于临床医生来说,认识 EoE 非常重要,因为它是导致儿童和年轻人吞咽障碍和食物嵌顿的主要原因,也是继 GERD 后导致食管炎的第二大常见原因。而且 EoE、GERD 和 LPR 有类似症状,特别是对质子泵抑制剂治疗无反应的患者[70]。通过 TNE 和组织学活检可有效地获得组织标本,从而确诊或排除 EoE。

4. 反流

GERD 是慢性咳嗽和吞咽障碍最常见的原因之一,在本书第四章反流性疾病中有更详细的描述,我们在此仅简要提及。其机制包括直接刺激食管黏膜可触发咳嗽的神经末梢,或间接刺激连接食管与气道的神经通路(支气管食管反射)[71]。目前的证据不足以支持咽喉反流直接引发咳嗽,更常见的是与反流相关的咳嗽,且不一定与阻抗测试的特定反流事件相关。只有 20%~48% 的患者在咳嗽前发生了反流,且咳嗽与反流发生时间在 5 分钟之内才被认为两者相关[71]。如第五章所述,胃蛋白酶可能在 LPR 症状(例如咳嗽)的病理生理学中发挥重要作用,将来治疗咳嗽相关性反流的策略除了需降低酸度或抑制胃蛋白酶外,还应减少反流次数。

相反,咳嗽本身似乎不会导致咽喉反流事件。HRM 显示咳嗽会导致 UES 压力升高,且其压力明显高于食管、食管下括约肌和胃[72]。这表明咳嗽会增加从胃到食管的反流。且在经常咳嗽的患者中,咳嗽可能会引起 LPR 事件或支气管食管咳嗽反射。

5. 贲门失弛缓症

贲门失弛缓症是一种病因不明、可见于任何性别和年龄的原发性食管运动障碍。在美国,每 10 万人中有 0.5~1 人患此病[73]。食管测压显示食管无正常蠕动和 LES 弛缓不全。Sinan 等对 110 名贲门失弛缓症的患者研究发现,86% 的患者主诉为吞咽障碍,37% 的患者主诉为咳嗽,31% 的患者主诉为误吸,总之,40% 的患者至少存在一种呼吸道症状[74]。他们对行 Heller 肌切开术(切断食管下括约肌)治疗贲门失弛缓症的 22 名患者进行手术前后的食管测压发现,术后 10 名患者中有 8 名患者的咳嗽症状减轻,11 名患者中有 10 名患者的误吸症状减轻。1 例经常规 GERD 治疗失败的慢性咳嗽患者,通过球囊扩张治疗贲门失弛缓症后,咳嗽得以缓解[75]。Gupta 等对经球囊扩张治疗贲门失弛缓症患者前后的肺功能进行检测发现[76],治疗前 45% 的患者肺活量异常,治疗后 1 个月患者的第 1 秒用力呼气容积(FEV_1)、用力肺活量(FVC)、呼气峰值流速(PEFR)和用力呼气中期流速(MEF 25~75)均有显著改善。在使用球囊对 LES 进行扩张时,女性常选用直径为 30mm 的球囊,男性常选用直径为 35mm 的球囊。对贲门失弛缓症患者的 LES 进行扩张后,患者咳嗽症状明显改善的事实证明,贲门失弛缓症与咳嗽之间可能存在因果关系。

6. 衰老

到专科门诊就诊的慢性咳嗽患者绝大多数为中老年患者[77]，且咳嗽也是患者至专科门诊就医的最常见原因之一[78]。老年患者(>65 岁或 >70 岁，具体年龄取决于各项研究)出现吞咽障碍和其他进食问题的发生率更高[79,80]。与年轻患者相比，老年患者对湿吞咽的蠕动反应降低[81,82]。此外，食管收缩幅度减少、食管多相收缩、食管扩张减退和食管括约肌松弛不完全在老年人中也有报道[83~86]。但随着年龄的增长，患者伴随的其他疾病也会对吞咽造成影响，因此很难确定衰老对吞咽的直接影响。不过近期一项研究通过比较健康老人和年轻人的食管运动功能发现：两者的 LES 功能存在细微差异，相较于年轻人，老人的 LES 基础压力降低，LES 完全松弛能力减退[87]。另外，为防止咽喉反流，UES 长期处于功能亢进状态，随着时间的推移，咽部肌肉对高压力的 CP 肌挤压作用便会减弱，这种状况可通过环咽肌切开术来缓解[88]。

7. 其他

还有一些与咳嗽和吞咽障碍有关的其他疾病，如进行性系统性硬化症(又称硬皮病)，是一种以局限性或弥漫性皮肤增厚和纤维化为特征，可累及其他器官(消化道和肺)的全身性自身免疫病[89]。据报道，90% 的硬皮病患者伴上消化道或下消化道受累，且病变可发生在包含食管在内的胃肠道任何部位，表现为运动和转运时间障碍，程度从无症状到严重麻痹。另外，有几例硬皮病所致的间质性肺病患者也出现了咳嗽症状。间接证据表明，神经源性炎症可能与肺纤维化和咳嗽有关[90]。由于食管运动障碍和胃食管反流问题常并存，因此这些患者的咳嗽多由几种不同因素的参与。

另外，高收缩食管(Jack hammer 食管)也与咳嗽相关[91]，主要表现为食管运动异常，在 HRM 的特征性表现是此类患者吞咽时，至少 20% 的液体吞咽具有大于 8 000mmHg/(s·cm)的远端收缩积分。一项针对 17 名严格标准纳入的高收缩食管患者的研究发现，29% 的患者存在非心源性胸痛，47% 存在吞咽障碍，24% 存在其他症状，如咳嗽、烧心和反流等。

七、思 维 拓 展

每位患者的咳嗽主诉都不尽相同。应至少通过以下两个问题对吞咽障碍进行筛查："您一定不能进食某些 / 某种特定的食物吗？"或"您吞咽流质饮食时有过窒息或误吸吗？"如果患者任何一个问题回答为"是"或高度怀疑患者存在吞咽障碍，则需行进一步检查。另外,如果慢性咳嗽患者进行了咳嗽相关的所有检查和治疗,却仍因咳嗽症状而就诊,则需对患者进行吞咽评估,这是一种容易导致慢性咳嗽却常被忽视的病因。

在口咽期和咽食管期吞咽障碍患者的评估和治疗中,最令人兴奋的是高分辨咽测压仪(high-resolution pharyngeal manometry,HRPM)的问世。O'Rourke 和 Humphries 发表了使用 HRPM 向患者提供生物反馈的研究[92],VFSS 发现该患者的气道保护功能和咽部清除功能均较差,且伴有环后区食物残留,符合环咽部功能障碍。HRPM 显示 UES 可正常松弛,开放和松弛压力均正常,因此避免了环咽肌手术。HRPM 显示 LES 收缩无力,经每周 1 次的 HRPM 生物反馈和吞咽训练等非手术治疗后症状有效改善。因此,HRPM 作为一项新技术,在诊断和治疗吞咽障碍上具有很大的潜力。

八、本章要点

1. 对于慢性咳嗽患者,应考虑存在吞咽障碍和误吸的可能性。

2. 液体、固体和唾液引起咽和食管咳嗽反射与多种原因有关,有些是保护性的咳嗽,而有些则是病理性咳嗽。

3. 显然,持续且适当的咳嗽反射能保护气道,患者会因为病理性咳嗽而就医。

4. 掌握吞咽过程中用于评估口腔、咽、喉和食管的各种工具对全面评估和治疗慢性咳嗽患者十分必要。

(译者　吕丹　黄冬雁)

参 考 文 献

1. Amin MR, Koufman JA. Vagal neuropathy after upper respiratory infection: a viral etiology? *Am J Otolaryngol.* 2001;22(4):251–256.

2. Rees CJ, Henderson AH, Belafsky PC. Postviral vagal neuropathy. *Ann Otol Rhinol Laryngol.* 2009;118(4):247–252.

3. Achilleos A. Evidence-based evaluation and management of chronic cough. *Med Clin North Am.* 2016;100(5):1033–1045.

4. American Speech-Language-Hearing Association. Preferred practice patterns for the profession of speech-language pathology. 2004.

5. Belafsky PC, Mouadeb DA, Rees CJ, et al. Validity and reliability of the Eating Assessment Tool (EAT-10). *Ann Otol Rhinol Laryngol.* 2008;117(12):919–924.

6. Arslan SS, Demir N, Kilinc HE, Karaduman AA. The ability of the Eating Assessment

Tool-10 to detect aspiration in patients with neurological disorders. *J Neurogastroenterol Motil.* 2017;23(4):550–554.

7. Cheney DM, Siddiqui MT, Litts JK, Kuhn MA, Belafsky PC. The ability of the 10-Item Eating Assessment Tool (EAT-10) to predict aspiration risk in persons with dysphagia. *Ann Otol Rhinol Laryngol.* 2015;124(5):351–354.

8. Plowman EK, Tabor LC, Robison R, et al. Discriminant ability of the Eating Assessment Tool-10 to detect aspiration in individuals with amyotrophic lateral sclerosis. *Neurogastroenterol Motil.* 2016;28(1):85–90.

9. Martino R, Silver F, Teasell R, et al. The Toronto Bedside Swallowing Screening Test (TOR-BSST): development and validation of a dysphagia screening tool for patients with stroke. *Stroke.* 2009;40(2):555–561.

10. Suiter DM, Sloggy J, Leder SB. Validation of the Yale Swallow Protocol: a prospective double-blinded videofluoroscopic study. *Dysphagia.* 2014;29:199–203.

11. DePippo KL, Holas MA, Reding MJ. Validation of the 3-oz water swallow test for aspiration following stroke. *ArchNeurol.* 1992;49(12):1259–1261.

12. Daniels SK, Pathak S, Rosenbek JC, Morgan RO, Anderson JA. Rapid aspiration screening for suspected stroke: part 1: development and validation. *Arch Phys Med Rehabil.* 2016;97(9):1440–1448.

13. Edmiaston J, Connor LT, Steger-May K, Ford AL. A simple bedside stroke dysphagia screen, validated against videofluoroscopy, detects dysphagia and aspiration with high sensitivity. *J Stroke Cerebrovasc Dis.* 2014;23(4):712–716.

14. Wakasugi Y, Tohara H, Hattori F, et al. Screening test for silent aspiration at the bedside. *Dysphagia.* 2008;23(4):364–370.

15. Momosaki R, Abo M, Kakuda W, Kobayashi K. Applicability of the two-step thickened water test in patients with poststroke dysphagia: a novel assessment tool for paste food aspiration. *J Stroke Cerebrovasc Dis.* 2013;22(6):817–821.

16. Brodsky MB, Suiter DM, González-Fernández M, et al. Screening accuracy for aspiration using bedside water swallow tests: a systematic review and metaanalysis. *Chest.* 2016;150(1):148–163.

17. American Speech-Language-Hearing Association. Clinical indicators for instrumental assessment of dysphagia. 2000.

18. Stoschus B, Allescher HD. Drug-induced dysphagia. *Dysphagia.* 1993;8(2):154–159.

19. Al-Shehri AM. Drug-induced dysphagia. *Ann Saudi Med.* 2003;23(5):249–253.

20. Russell RI. Non-steroidal anti-inflammatory drugs and gastrointestinal damage—problems and solutions. *Postgrad Med J.* 2001;77(904):82–88.

21. Sebastian JL, McKinney WP, Kaufman J, Young MJ. Angiotensin-converting enzyme inhibitors and cough: prevalence in an outpatient medical clinic population. *Chest.* 1991;99(1);36–39.

22. Madhavan A, Carnaby GD, Crary, MA. "Food Sticking in My Throat": videofluoroscopic evaluation of a common symptom. *Dysphagia.* 2015;30(3):343–348.

23. Daniels SK, Brailey K, Priestly DH, Herrington LR, Weisberg LA, Foundas AL. Aspiration in patients with acute stroke. *Arch Phys Med Rehabil.* 1998;79(1):14–19.

24. Horner J, Massey EW, Riski JE, Lathrop DL, Chase KN. Aspiration following stroke: clinical correlates and outcome. *Neurology.* 1988;38(9):1359–1362.

25. Malandraki GA, Hind JA, Gangnon R, Logemann JA, Robbins J. The utility of pitch

elevation in the evaluation of oropharyngeal dysphagia: preliminary findings. *Am J Speech Lang Pathol*. 2011;20(4):262–268.

26. Smith Hammond CA, Goldstein LB, Horner RD, et al. Predicting aspiration in patients with ischemic stroke: comparison of clinical signs and aerodynamic measures of voluntary cough. *Chest*. 2009;135(3):769–777.

27. Hammond CS, Goldstein L, Zajac D, Gray L, Davenport P, Bolser D. Assessment of aspiration risk in stroke patients with quantification of voluntary cough. *Neurology*. 2001;56(4):502–506.

28. Pitts T, Bolser D, Rosenbek J, Troche M, Sapienza C. Voluntary cough production and swallow dysfunction in Parkinson's disease. *Dysphagia*. 2008;23(3):297–301.

29. Hegland KW, Okun MS, Troche MS. Sequential voluntary cough and aspiration or aspiration risk in Parkinson's disease. *Lung*. 2014;192(4):601–608.

30. Bianchi C, Baiardi P, Khirani S, Cantarella G. Cough peak flow as a predictor of pulmonary morbidity in patients with dysphagia. *Am J Phys Med Rehabil*. 2012;91(9):783–788.

31. Addington WR, Stephens RE, Gilliland K, Miller SP. Tartaric acid-induced cough and the superior laryngeal nerve evoked potential. *Am J Phys Med Rehabil*. 1998;77(6):523–526.

32. Addington WR, Stephens RE, Gilliland K, Rodriguez M. Assessing the laryngeal cough reflex and the risk of developing pneumonia after stroke. *Arch Phys Med Rehabil*. 1999;80(2):150–154.

33. Addington WR, Stephens RE, Gilliland KA. Assessing the laryngeal cough reflex and the risk of developing pneumonia after stroke: an interhospital comparison. *Stroke*. 1999; 30(6):1203–1207.

34. Nieto L, de Diego A, Perpiñá M, et al. Cough reflex testing with inhaled capsaicin in the study of chronic cough. *Resp Med*. 2003;97(4):393–400.

35. Miles A, Zeng IS, McLauchlan H, Huckabee M-L. Cough reflex testing in dysphagia following stroke: a randomized controlled trial. *J Clin Med Res*. 2013;5(3):222.

36. McCullough GH, Rosenbek JC, Wertz RT, McCoy S, Mann G, McCullough K. Utility of clinical swallowing examination measures for detecting aspiration post-stroke. *J Speech Lang Hear Res*. 2005;48(6):1280–1293.

37. McCullough GH, Wertz RT, Rosenbek JC. Sensitivity and specificity of clinical/ bedside examination signs for detecting aspiration in adults subsequent to stroke. *J Commun Disord*. 2001;34(1-2):55–72.

38. Groves-Wright KJ, Boyce S, Kelchner L. Perception of wet vocal quality in identifying penetration/aspiration during swallowing. *J Speech Lang Hear Res*. 2010;53(3):620–632.

39. Waito A, Bailey GL, Molfenter SM, Zoratto DC, Steele CM. Voice-quality abnormalities as a sign of dysphagia: validation against acoustic and videofluoroscopic data. *Dysphagia*. 2011;26(2):125–134.

40. Leder SB, Suiter DM, Green BG. Silent aspiration risk is volume-dependent. *Dysphagia*. 2011;26(3):304–309.

41. Brodsky MB, Gonzalez-Fernandez M, Michtalki H, Frymark T, Venediktov R, Schooling T. Screening accuracy for aspiration using bedside water swallow tests: a systematic review and meta-analysis. *Chest*. 2016;150(1):148–163.

42. Dantas RO, Cook IJ, Dodds WJ, Kern MK, Lang IM, Brasseur JG. Biomechanics of cricopharyngeal bars. *Gastroenterology*. 1990;99(5):1269–1274.

43. Lester S, Langmore SE, Lintzenich CR, et al. The effects of topical anesthetic on swallowing during nasoendoscopy. *Laryngoscope.* 2013;123(7):1704–1708.

44. O'Dea MB, Langmore SE, Krisciunas GP, et al. Effect of lidocaine on swallowing during FEES in patients with dysphagia. *Ann Otol Rhinol Laryngol.* 2015;124(7): 537–544.

45. Leder SB, Ross DA, Briskin KB, Sasaki CT. A prospective, double-blind, randomized study on the use of a topical anesthetic, vasoconstrictor, and placebo during transnasal flexible fiberoptic endoscopy. *J Speech Lang Hear Res.* 1997;40(6):1352–1357.

46. Murray J, Langmore SE, Ginsberg S, Dostie A. The significance of accumulated oropharyngeal secretions and swallowing frequency in predicting aspiration. *Dysphagia.* 1996;11(2):99–103.

47. Donzelli J, Brady S, Wesling M, Craney M. Predictive value of accumulated oropharyngeal secretions for aspiration during video nasal endoscopic evaluation of the swallow. *Ann Otol Rhinol Laryngol.* 2003;112(5):469–475.

48. Aviv JE, Martin JH, Debell M, Keen MS, Blitzer A. Air pulse quantification of supraglottic and pharyngeal sensation: a new technique. *Ann Otol Rhinol Laryngol.* 1993; 102(10):777–780.

49. Aviv JE, Kim T, Thomson JE, Sunshine S, Kaplan S, Close LG. Fiberoptic endoscopic evaluation of swallowing with sensory testing (FEESST) in healthy controls. *Dysphagia.* 1998;13(2):87–92.

50. Aviv JE, Kaplan ST, Thomson JE, Spitzer J, Diamond B, Close LG. The safety of flexible endoscopic evaluation of swallowing with sensory testing (FEESST): an analysis of 500 consecutive evaluations. *Dysphagia.* 2000;15(1):39–44.

51. Kaneoka A, Krisciunas GP, Walsh K, Raade AS, Langmore SE. A comparison of 2 methods of endoscopic laryngeal sensory testing: a preliminary study. *Ann Otol Rhinol Laryngol.* 2015;124(3):187–193.

52. Langmore, SE. *Endoscopic Evaluation and Treatment of Swallowing Disorders.* New York, NY: Thieme; 2001.

53. Leder SB, Acton LM, Lisitano HL, Murray JT. Fiberoptic endoscopic evaluation of swallowing (FEES) with and without blue-dyed food. *Dysphagia.* 2005;20(2): 157–162.

54. Belafsky PC, Postma GN, Daniel E, Koufman JA. Transnasal esophagoscopy. *Otolaryngol Head Neck Surg.* 2001;125(6):588–589.

55. Postma GN, Cohen JT, Belafsky PC, et al. Transnasal esophagoscopy: revisited (over 700 consecutive cases). *Laryngoscope.* 2005;115(2):321–323.

56. Reavis KM, Morris CD, Gopal DV, Hunter JG, Jobe BA. Laryngopharyngeal reflux symptoms better predict the presence of esophageal adenocarcinoma than typical gastroesophageal reflux symptoms. *Ann Surg.* 2004;239(6):849–858.

57. Howell RJ, Pate MB, Ishman SL, et al. Prospective multi-institutional transnasal esophagoscopy: predictors of a change in management. *Laryngoscope.* 2016; 126(12):2667–2671.

58. Odze RD. Pathology of the gastroesophageal junction. *Semin Diagn Pathol.* 2005;22(4), 256–265.

59. Cameron AJ, Souto EO, Smyrk TC. Small adenocarcinomas of the esophagogastric junction: association with intestinal metaplasia and dysplasia. *Am J Gastroenterol.* 2002; 97(6):1375–1380.

60. Hvid-Jensen F, Pedersen L, Drewes AM, Sørensen HT, Funch-Jensen P. Incidence

of adenocarcinoma among patients with Barrett's esophagus. *N Engl J Med.* 2011; 365(15):1375–1383.

61. Fox MR, Bredenoord AJ. Oesophageal high-resolution manometry: moving from research into clinical practice. *Gut.* 2008;57(3):405–423.

62. Kessing BF, Smout AJPM, Bredenoord AJ. Clinical applications of esophageal impedance monitoring and high-resolution manometry. *Curr Gastroenterol Rep.* 2012;14(3):197–205.

63. Bredenoord AJ, Smout AJPM. High-resolution manometry. *Dig Liver Dis.* 2008; 40(3):174–181.

64. Wirth D, Kern B, Guenin MO, et al. Outcome and quality of life after open surgery versus endoscopic stapler-assisted esophagodiverticulostomy for Zenker's diverticulum. *Dis Esophagus.* 2006;19(4):294–298.

65. Lin L, Lv L, Wang Y, Zha X, Tang F, Liu X. The clinical features of foreign body aspiration into the lower airway in geriatric patients. *Clin Interv Aging.* 2014;9:1613–1618.

66. Dabu J, Lindner M, Azzam M, et al. A case of chronic cough and pneumonia secondary to a foreign body. *Case Rep Med.* 2017;3092623.

67. Orizio P, Cinquini M, Minetti S, et al. Chronic cough and eosinophilic esophagitis: an uncommon association. *Case Rep Gastroenterol.* 2011;5(2):497–501.

68. Roy-Ghanta S, Larosa DF, Katzka DA. Atopic characteristics of adult patients with eosinophilic esophagitis. *Clin Gastroenterol Hepatol.* 2008;6(5):531–535.

69. Kelly KJ, Lazenby AJ, Rowe PC, Yardley JH, Perman JA, Sampson HA. Eosinophilic esophagitis attributed to gastroesophageal reflux: improvement with an amino acid–based formula. *Gastroenterol.* 1995;109(5):1503–1512.

70. Gorriz-Gil C, Villarreal IM, Alvarez-Montero O, Rodriguez-Valiente A, Magaz M, Garcia-Berrocal JR. Eosinophilic esophagitis: a relevant entity for the otolaryngologist. *Acta Otorrinolaringol Esp.* 2016;67(3):167–178.

71. Smith JA, Houghton LA. The oesophagus and cough: laryngo-pharyngeal reflux, microaspiration and vagal reflexes. *Cough.* 2013;9(1):12.

72. Amaris M, Dua KS, Naini SR, Samuel E, Shaker R. Characterization of the upper esophageal sphincter response during cough. *Chest,* 2012;142(5):1229–1236.

73. Pohl D, Tutuian R. Achalasia: an overview of diagnosis and treatment. *Gastrointestin Liver Dis.* 2007;16(3):297–303.

74. Sinan H, Tatum RP, Soares RV, Martin AV, Pellegrini, CA, Oelschlager BK. Prevalence of respiratory symptoms in patients with achalasia. *Dis Esophagus.* 2011;24(4):224–228.

75. Kwon HY, Lim JH, Shin YW, Kim C-W. A case of chronic cough caused by achalasia misconceived as gastroesophageal reflux disease. *Allergy Asthma Immunol Res.* 2014; 6(6):573–576.

76. Gupta M, Ghoshal UC, Jindal S, Misra A, Nath A, Saraswat VA. Respiratory dysfunction is common in patients with achalasia and improves after pneumatic dilation. *Dig Dis Sci.* 2014;59(4):744–752.

77. Won HK, Yoon SJ, Song WJ. The double-sidedness of cough in the elderly. *Respir Physiol Neurobiol.* 2018;257:65–69

78. Morice AH, Jakes AD, Faruqi S, et al. A worldwide survey of chronic cough: a manifestation of enhanced somatosensory response. *Eur Respir J.* 2014;44(5): 1149–1155.

79. Dicpinigaitis PV. Clinical perspective—cough: an unmet need. *Curr Opin Pharmacol.* 2015;22:24–28.

80. Cook IJ. Oropharyngeal dysphagia. *Gastroenterol Clin North Am.* 2009;38(3): 411–431.

81. Humbert IA, Robbins J. Dysphagia in the elderly. *Phys Med Rehabil Clin North Am.*, 2008; 19(4):853–866.

82. Andrews JM, Heddle R, Hebbard GS, Checklin H, Besanko L, Fraser RJ. Age and gender affect likely manometric diagnosis: audit of a tertiary referral hospital clinical esophageal manometry service. *J Gastroenterol Hepatol.* 2009; 24(1):125–128.

83. Gutschow CA, Leers JM, Schröder W, et al. Effect of aging on esophageal motility in patients with and without GERD. *Ger Med Sci.* 2011;9:Doc22.

84. Grande L, Lacima G, Ros E, et al. Deterioration of esophageal motility with age: a manometric study of 79 healthy subjects. *Am J Gastroenterol.* 1999;94(7): 1795–1801.

85. Gregersen H, Pedersen J, Drewes AM. Deterioration of muscle function in the human esophagus with age. *Dig Dis Sci.* 2008;53(12):3065–3070.

86. Ren J, Shaker R, Kusano M, et al. Effect of aging on the secondary esophageal peristalsis: presbyesophagus revisited. *Am J Physiol Gastrointest Liver Physiol.* 1995;268(5):G772–G779.

87. Besanko LK, Burgstad CM, Cock C, Heddle R, Fraser A, Fraser RJL. Changes in esophageal and lower esophageal sphincter motility with healthy aging. *J Gastrointestin Liver Dis.* 2014;23(3):243–248.

88. Allen J, White CJ, Leonard R, Belafsky PC. Effect of cricopharyngeus muscle surgery on the pharynx. *Laryngoscope.* 2010;120(8):1498–1503.

89. Sallam H, McNearney TA, Chen JD. Systematic review: pathophysiology and management of gastrointestinal dysmotility in systemic sclerosis (scleroderma). *Aliment Pharmacol Ther.* 2006:23(6);691–712.

90. Lim KG. Scleroderma lung-associated cough. *Chest.* 2012;142(3):556–557.

91. Sloan JA, Mulki R, Sandhu N, Samuel S, Katz PO. Jackhammer esophagus: symptom presentation, associated distal contractile integral, and assessment of bolus transit. *J Clin Gastroenterol.* Published online March 7, 2018.

92. O'Rourke A, Humphries K. The use of high-resolution pharyngeal manometry as biofeedback in dysphagia therapy. *Ear Nose Throat J.* 2017;96(2):56–58.

第八章

咳嗽管理：言语-语言病理学家在慢性咳嗽治疗中的角色

一、概　　述

经各种检查和治疗，持续时间仍超过 8 周的咳嗽被认为是慢性咳嗽。

慢性咳嗽常伴随喉功能障碍和喉易激惹。据患者描述，发声、吞咽或呼吸常触发咳嗽。其他喉部症状，如声音嘶哑、呼吸困难、喘鸣和喉部异物感通常与咳嗽并存[1]。有证据表明，因为症状通常局限于喉部，耳鼻咽喉科与言语 - 语言病理学的协同治疗能使慢性咳嗽患者获益[2,3]。

患者常就病因和治疗咨询多方专家，包括家庭医生、儿科医生、耳鼻咽喉科医生、呼吸内科医生、变态反应科医生，消化内科医生和心理咨询师。言语 - 语言病理学家（speech-language pathologist，SLP）在嗓音、吞咽、运动性言语障碍的行为治疗方面受过专门训练，能发现并处理喉部和呼吸功能的异常，与以上各类专业人员紧密合作[4]。

在嗓音诊所，慢性咳嗽的治疗已成为言语 - 语言病理学家工作的重要组成部分。对于接受各种常规治疗仍无效或需要行为与药物治疗相结合的患者，言语 - 语言病理学家能够提供新的治疗选择。

本章将回顾言语 - 语言病理学家对慢性咳嗽及喉部问题进行行为治疗的相关文献。下文将描述与症状相关的行为表现的评估过程，讨论从传统到新近的各种常用治疗方案。

Chamberlain 等对慢性咳嗽的非药物治疗进行了系统回顾，数据表明 2~4 次的言语治疗对慢性咳嗽有帮助，治疗内容除宣教外，还包括止咳技巧训练、呼吸训练、嗓音保健、喉部湿化及相关咨询。这些干预措施可显著降低咳嗽反射的敏感性，从而降低咳嗽的严重程度和频率，并可改善咳嗽相关生活质量[5]。一项涉及 87 名慢性咳嗽患者的随机对照试验结果表明，与仅接受健康生活方式建议和宣教的对照组相比，接受上述干预措施的患者在咳嗽症状评分方面有显著改善[6]。

二、言语 - 语言病理学治疗咳嗽的深层机制

慢性咳嗽的行为治疗旨在提高患者的自我效能,以打破咳嗽与喉易激惹之间的恶性循环。Lee 等将咳嗽描述为"复杂的呼吸反应",涉及非自主性脑干反射和自主性皮层控制的混合作用[7]。对辣椒素引起的咳嗽以及上呼吸道感染相关咳嗽的研究表明,咳嗽在大脑皮质的控制下,可以被随意抑制或诱发[8]。因喉部刺激有意咳嗽(而非为了清除呼吸道分泌物)可能形成正反馈回路。在该回路中,喉部刺激会导致咳嗽,咳嗽又造成更多喉部刺激,由此循环往复,使传入神经受体处于超敏状态,使咳嗽的阈值降低。行为治疗旨在增强患者对咳嗽的自主控制并降低咳嗽反射的敏感度[1]。Ryan 等学者采用辣椒素诱发咳嗽的敏感度测试、动态咳嗽监测、咳嗽自我评估等方法,证明了主动抑制咳嗽会提升咳嗽阈值。当患者通过行为训练学会自主地抑制咳嗽,打破咳嗽 - 喉激惹的恶性循环时,患者咳嗽反射的敏感度和咳嗽频率会降低,与咳嗽相关的生活质量也会得到改善[9]。

三、与慢性咳嗽相关的上呼吸道疾病

其他喉部疾病也常与慢性咳嗽并存,影响呼吸、吞咽、发声。慢性咳嗽、声带矛盾运动障碍(paradoxical vocal fold motion disorder,PVFMD)、咽部异物感、肌紧张性发声障碍(muscle tension dysphonia,MTD)之间存在复杂的关系。这些喉部疾病在不同程度上都被视为喉部超敏综合征的表现,对行为治疗的反应也类似[1,10]。

有几种理论模型试图解释这些疾病。Morrison 和 Rammage[11]提出的喉易激惹综合征(irritable larynx syndrome,ILS)模型认为,ILS 是一种体现中枢神经可塑性的中枢敏感综合征,由神经或组织损伤引发,表现为在喉部结构正常的情况下,由声门形态异常及触诊可辨的喉内外肌紧张导致的喉功能紊乱。其原因可能包括习惯性的肌肉使用不当、悲痛、病毒性疾病和慢性胃食管反流(gastroesophageal reflux,GER)刺激。当控制喉部的脑干处神经元网络保持过度兴奋状态时,就会导致喉及其周边肌肉对正常感觉输入反应过度,从而发生 ILS。相关症状可能包括阵发性喉痉挛、MTD、咽部异物感和慢性咳嗽,并且可能由各种刺激触发。Murry 等提出,PVFMD 患者的慢性咳嗽与喉部感觉异常有关。由于咽喉反流引起的慢性酸刺激导致喉部水肿和敏感度降低,因此声带在吸气时反常内收可被解释为对吸入刺激物的保护性反应[12]。

第二种模型是周期性喉阻塞发作,由触发因素引起,以阵发性呼吸困难为主要症状。在这种模型中,咳嗽被认为是喘鸣、胸部紧张、喉部紧张和发声障碍的伴随症状[13]。Shembel 等学者在近期研究中提出了一种综合算法范例,对这种疾病谱的关键临床特征

进行分类，称为阵发性喉呼吸障碍（episodic laryngeal breathing disorders，ELBD）。它通过临床亚组的划分来解释在症状表现、喉镜结果、触发因素等方面的个体差异。作者提倡采取跨学科方法来改善诊断标准，并建议进一步研究 ELBD 的深层病理生理机制[14]。

慢性咳嗽一直被认为与 PVFMD 有关。这两种情况常同时发生，多达 80% 的 PVFMD 患者有慢性咳嗽的症状[15]。在一项研究中，59% 的 PVFMD 患者以咳嗽为主要症状[16]，而在另一项研究中，56% 的慢性咳嗽患者在吸气时出现声带内收[17]。Vertigan 等学者提出了一个模型，该模型把慢性咳嗽和 PVFMD 列入一个疾病谱系。在该谱系两端分别是纯咳嗽和纯 PVFMD，谱系其余部分则是咳嗽和 PVFMD 不同程度的组合[18]。因此，在本章稍后讨论到的慢性咳嗽的评估及不同治疗方式中将包含 PVFMD。

一旦患者被恰当地转诊给言语-语言病理学家，其将对患者进行全面评估并提出治疗建议。

四、评　　估

即使慢性咳嗽病因不明或是多因素的，言语-语言病理学家仍可在评估慢性咳嗽中起重要作用。在 Vertigan 和 Gibson 的论著 *Speech Pathology Management of Chronic Refractory Cough and Related Disorders* 中，明确了患者转诊给言语-语言病理学家的纳入标准和排除标准[1]。在转诊给言语-语言病理学家之前，这些信息对于提供医疗保健的人员熟悉患者基本情况有用，可以排除严重的基础疾病，调整哮喘和 GER 的药物剂量，用其他药物替代可能引起咳嗽的药物（例如血管紧张素转换酶抑制剂），或建议患者测试是否为非酸性胃蛋白酶引起的咽喉反流。

纳入标准：

1. 咳嗽为慢性（8 周以上）。

2. 咳嗽对患者造成了困扰。

3. 服用常规止咳药物无效。

排除标准：

1. 未经治疗的哮喘、GERD /LPR、过敏、鼻炎（在行为治疗时可能发作）。

2. 存在上呼吸道感染症状。

3. 未进行肺活量检查；过去 2 年内未确认为哮喘。

4. ACEI 尚未停药。

5. 未经呼吸内科医师或耳鼻咽喉科医师复查或转诊的患者。

6. 美国言语-语言-听力协会（American speech-language hearing association，ASHA）为言语-语言病理学家提供了用于评估嗓音和喉部疾病的模板。这些模板是经过专家共同审议制定的。模板中的问题可以帮助言语-语言病理学家判断患者喉部的整体功能[19]。

1. 病史采集

初次评估时，患者需提供的信息应包括医学诊断、咳嗽发作日期、相关病史和手术史、药物使用情况及过敏史。相关调查问卷包括咳嗽严重程度指数量表（CSI）[20]（表8-1）、莱切斯特咳嗽问卷（LCQ）[21]、嗓音障碍指数量表-10（VHI-10）[22]（表8-2）、呼吸困难指

表8-1　咳嗽严重程度指数量表（CSI）
（译者注：本量表根据英文原文翻译，未进行信度和效度验证）

	从不	几乎没有	有时	几乎总是	总是
躺下时咳嗽得更厉害	0	1	2	3	4
咳嗽限制了我的社交生活	0	1	2	3	4
因为咳嗽问题，我倾向于避开某些场所	0	1	2	3	4
我因咳嗽而感到尴尬	0	1	2	3	4
因为我经常咳嗽会被问"你怎么了"	0	1	2	3	4
咳嗽时感到透不过气	0	1	2	3	4
咳嗽影响了我的嗓音	0	1	2	3	4
咳嗽问题限制了我的体力活动	0	1	2	3	4
咳嗽问题使我不安	0	1	2	3	4
因为咳嗽，很多人问我是否生病	0	1	2	3	4

注：咳嗽严重程度指数量表通过患者自行评估的10个条目来量化与上呼吸道相关的慢性咳嗽症状。10个问题的总分范围为0~40，每题得分从0（从未有问题）~4（总有问题）。总分不超过3分为正常，超过3分表示咳嗽可能影响了生活质量。

表8-2　嗓音障碍指数量表简化中文版（voice handicap index 10, VHI-10）

	从不	几乎没有	有时	几乎总是	总是
在嘈杂环境中别人难以听明白我说的话	0	1	2	3	4
我减少与朋友、邻居或亲人说话	0	1	2	3	4
我感到在交谈中话跟不上	0	1	2	3	4
说话时我会感觉气短	0	1	2	3	4
一天之中我的嗓音听起来不稳定，会有变化	0	1	2	3	4
人们会问我"你的声音出了什么问题？"	0	1	2	3	4
我声音的清晰度变化无常	0	1	2	3	4
我说话时会出现失声的情况	0	1	2	3	4
别人听到我的声音会觉得难受	0	1	2	3	4
我感到苦恼	0	1	2	3	4

注：嗓音障碍指数量表简化中文版VHI-10通过患者自行评估的10个条目来量化嗓音障碍的程度。10个问题的总分范围为0~40，每题得分从0（从未有问题）~4（总有问题）。总得分占40分的百分比反映嗓音障碍的影响：没有影响为0%；中度影响为50%；显著影响为100%。

数量表（DI）[23]（表 8-3）和反流症状指数量表（RSI）[24]（表 8-4）等，可以反映出慢性咳嗽的严重程度及其对患者生活的影响。此外，以下信息也有助于言语 - 语言病理学家了解患者的整体用嗓需求，包括嗓音保健（如水、咖啡因、酒精和其他饮料的摄入量）、吸烟史、致幻类药物使用史及在工作、家庭、社交中的用声情况。反流史和环境因素（如温度变化、烟雾、化学物质和变应原）也可以提供有价值的信息。

表 8-3　呼吸困难指数量表（dyspnea index，DI）
（译者注：本量表根据英文原文翻译，未进行信度和效度验证）

	从不	几乎没有	有时	几乎总是	总是
我吸气困难	0	1	2	3	4
当呼吸困难时，我感到喉部发紧	0	1	2	3	4
呼吸比以前更费劲了	0	1	2	3	4
天气变化影响呼吸	0	1	2	3	4
压力使我的呼吸更差	0	1	2	3	4
我吸气时有噪音	0	1	2	3	4
我得用力呼吸	0	1	2	3	4
气短、气促随着运动或体力活动而加重	0	1	2	3	4
呼吸问题使我感到压力	0	1	2	3	4
呼吸问题限制了个人和社会生活	0	1	2	3	4

注：呼吸困难指数量表通过患者自行评估的 10 个条目量化上呼吸道呼吸困难的症状严重程度。10 个问题的总分范围为 0~40，每题得分从 0（从未有问题）~4（总有问题）。总分低于 7 分为正常，高于 10 分提示 PVFMD。治疗前后总分改善 8 分以上具有临床意义。

表 8-4　反流症状指数量表（reflux symptom index，RSI）

在过去几个月哪些症状困扰你？	0= 无症状	1	2	3	4	5= 非常严重
声嘶或发声障碍	0	1	2	3	4	5
持续清嗓	0	1	2	3	4	5
痰过多或鼻涕倒流	0	1	2	3	4	5
吞咽食物、水或药片困难	0	1	2	3	4	5
饭后或躺下后咳嗽	0	1	2	3	4	5
呼吸困难或窒息发作	0	1	2	3	4	5
令人厌烦的咳嗽	0	1	2	3	4	5
咽喉异物感	0	1	2	3	4	5
烧心、胸痛、胃痛	0	1	2	3	4	5

注：反流症状指数量表通过患者自行评估的 9 个条目来量化咽喉反流症状。9 个问题的总分范围为 0~45，每题得分从 0（没有问题）~5（非常严重）。总分不超过 13 分为正常。正常人存在一定程度的反流。总分超过 13 分提示存在显著的反流症状。

除了有关嗓音使用方面的问题,医务人员还应询问患者呼吸和吞咽的情况。相关问题如下:

(1) 咳嗽何时开始? 是否伴随其他特殊状况(如身心状态等)?

(2) 咳嗽前有何症状?

(3) 咳嗽是因刺激所致,还是自发的?

(4) 是否有特定事件(如环境或严重压力)导致咳嗽发作?

(5) 您采用哪些策略来抑制或中止咳嗽?

(6) 咳嗽发作的严重程度和 / 或持续时间是否引起尿失禁或呕吐?

(7) 您的咳嗽是由说话、笑、行走或打哈欠引起的吗?

(8) 进食会引起咳嗽吗? 有没有特定的食物会引起咳嗽?

(9) 吞咽唾液、某些稠质食物或液体有任何困难吗?

(10) 您有呼吸困难吗? 吸气和呼气哪个感觉更困难?

临床评估包括观察患者体态、呼吸、与咳嗽有关的用嗓行为。例如:患者呼吸是否出现杂音? 说话会引发咳嗽吗? 有助于临床医生制订治疗计划的其他观察包括:

(1) 呼吸特征

1) 腹式呼吸,胸式呼吸,还是锁骨紧张的呼吸

2) 吸气 - 呼气比

3) 呼吸是否规律

4) 呼吸路径(经口还是经鼻)

5) 屏气

6) 深呼吸时腹部反向运动

7) 叹息,喘气,频繁打哈欠

8) 伴随呼吸存在大量可见的肢体运动

9) 短时运动后的呼吸模式是否改变

10) 频繁清嗓

11) 是否一口气说过长时间的话

12) 是否在说话时上气不接下气

(2) 用嗓习惯

1) 响度

2) 语速

3) 音高

4) 共鸣情况

对患者上半身、腹部、颈部、下颌、面部、嘴唇或舌根的肌肉张力进行评估,有助于言语 - 语言病理学家更好地了解功能障碍的机制和成因。这些评估还可以拓展至观察患

者坐姿和站姿（详见本章后部）、触诊情况（如触诊是否引发喉部压痛／疼痛，甲舌间隙是否狭窄，发声时喉是否上抬，以及喉部触诊是否会引起咳嗽）。

2. 功能性测量

由于发声障碍在慢性咳嗽中很常见，所以嗓音评估是功能性测量的一部分。如果患者有嗓音变化或存在发声障碍，应对其进行包括仪器检查在内的全面评估。如有专用设备，评估者可以请患者进行一系列的发声任务，进行声学、空气动力学分析，这些任务和分析参数包括元音延长、滑音、声门下气压、发声平均气流、肺活量等。这些对发声功能的间接测量可使评估者更全面地了解患者喉部的行为和功能，并据此推断喉部和声带的生理状态。经验丰富的评估者还可通过这些功能性的测量结果明确病因、诊断、严重程度，以及量化治疗后的声带生理功能变化[25]。

嗓音诊所通常用频闪喉镜对喉部结构和功能进行评估。喉镜有助于发现呼吸和发声过程中喉部的异常运动。如再加上频闪光源，可让医务人员看到类似声带振动周期的慢镜效果，便于发现声带振动的细微变化。频闪喉镜对于排除喉部显著或细微的病变、声带运动情况、气道阻塞等至关重要[26]。喉镜检查也被认为是诊断 PVFMD 的金标准。如果患者在喉镜检查时没有症状，可以请他们喘息、深呼吸、进行容易诱发症状的运动或不涉及剧烈运动的发声任务（如尽可能少换气地从 0 快数到 100）。这些活动有时可能引发症状[27]。

Giliberto 等学者指出，80% 的慢性咳嗽患者可能存在迷走神经病变，频闪喉镜检查发现这些患者的声带运动不对称[28]。

没有嗓音检测设备的评估者可通过检测 s-z 比、最长发声时间、滑音音域、语音中的平均音高，以及发声起始时间是否存在滞后等指标评估发声行为。另外，评估者还可下载、使用手机应用程序、数码软件辅助临床评估。

五、治　疗

1. 传统的言语 - 语言病理学干预

言语 - 语言病理学家应当让患者了解言语治疗的基本原理，以提高治疗的积极性和依从性。治疗的长期目标是减少喉激惹引发的咳嗽，提高患者对咳嗽和其他呼吸道症状的自主控制能力[6]，从而减少或消除因喉部超敏状态和条件反射导致的咳嗽行为[1]，降低咳嗽的频率和严重程度。除此之外，言语 - 语言病理学家还应解决患者的体态及喉、颈、肩部肌肉紧张的问题。

文献[2,3,6,10]中描述的慢性咳嗽治疗范例采用了功能性嗓音障碍和 PVFMD 的治疗技术,因为这三者的主要目标类似。

这些技术包括患者教育、咳嗽的识别和管理策略:

(1) 嗓音保健

(2) 止咳技术

(3) 姿势调整

(4) 呼吸训练

(5) 心理咨询

(6) 嗓音治疗

(7) 环喉按摩

2. 患者教育

通过患者教育,使其认识到慢性咳嗽是喉部超敏的表现,并不具有任何生理功能(如保护气道),且持续咳嗽会降低咳嗽阈值,使得较小刺激即可触发咳嗽。让患者了解咳嗽是自主和非自主控制的混合体有助于解除患者的认知误区(即把咳嗽视为完全不可控的生理反射),从而增强患者接受行为治疗的意愿。

考察 CSI(或 VHI-10、DI、RSI 等)量表的结果,将使言语 - 语言病理学家深入了解咳嗽的影响和每名患者的工作生活优先级,从而制订针对患者而不只是针对疾病的治疗方案。另外,患者和言语 - 语言病理学家应该共同认识到慢性咳嗽发生发展的所有关键环节,并在此基础上,由言语 - 语言病理学家训练患者改变关键环节,打破慢性咳嗽循环周期。

3. 嗓音保健

向患者提供嗓音保健方面的咨询旨在减少喉激惹,最大程度地减少对咳嗽受体的刺激,并改善声带湿化。言语 - 语言病理学家还可提供饮食建议,促进胃食管或咽喉反流的行为管理,鼓励戒烟,减少二手烟的暴露,倡导经鼻呼吸以避免喉部干燥和减少喉部刺激。帮助患者识别可能触发咳嗽的用嗓行为(如一口气说话时间过长或持续大声说话),以降低喉部负荷,减少咳嗽频率和持续时间。

言语 - 语言病理学家经常向患者描述系统湿化或表面湿化对声带健康的益处。大多数言语 - 语言病理学家会建议每天喝 2L 水,避免咖啡因等脱水剂(缺乏文献支持),用加湿的空气改善发声功能等。但是,这些建议尚缺乏确凿证据支持,还需进行更多的、有针对性的研究来探索影响声带湿化的生物学机制,才能制定出最终的声带湿化方案[29]。

Hartley 和 Thibeault 的跨学科文献综述表明,我们尚不理解在生命各个阶段,水合状态(体内水分含量的正常状态)、水分不足、水分过量对身体的影响,以及表面湿化和系统湿化之间的联系[29]。然而,以动物和人类为受试者的嗓音健康研究发现了表面和全身脱水的不良影响,主要表现为使发声更费力。关于慢性咳嗽患者保持声带表面充分湿化的建议基于以下研究发现:经口快速深呼吸或呼吸干燥空气可能导致喉部组织脱水,增加喉部干燥和易激惹程度,使发声更加费力[30]。

4. 控制咳嗽的策略

言语 - 语言病理学家使用各种呼吸训练方法和止咳技术处理伴随或不伴随 PVFMD 的咳嗽。

止咳或转移注意力的技术:通过这些技术,患者学会识别咳嗽前的身体感觉(例如痒感),并尝试抑制或延迟咳嗽。他们可以根据个人喜好选择以下技术来控制咳嗽:

(1) 以用力吞咽(吞唾液或清水)代替清嗓或咳嗽;吞咽的同时用拇指和食指扣住甲状软骨上缘将喉部下按;吮吸冰粒或无糖含片,通过促进唾液分泌,以增加吞咽频率,从而延迟咳嗽。

(2) 经鼻吸气使声带外展(快吸和慢吸均可尝试)。

(3) 噘嘴呼吸(pursed lip breathing,PLB):呼气时撅起嘴巴、撮圆双唇,或柔和地发清擦音,可使通过喉部的呼气气流量最大化,在声门处产生垂直于声带表面的气流压力,有利于声带保持外展位。吸气时噘嘴或使用吸管有利于调节气流,使声道收窄的位置移至嘴唇,而不是喉部[31]。

(4) "默笑"是从 Estill 嗓音训练法调整而来的一项技术。患者可以通过"默笑"体验咽喉部收窄的感觉,体会与咽喉打开时的感觉差异,以此学会保持咽喉打开的口腔形态。这也有助于提高对屏气行为的自我意识,因为屏气可能引发咳嗽或声带矛盾运动(paradoxical vocal fold motion,PVFM)[32]。

(5) 放松喉部的呼吸旨在把注意力从喉部转移至横膈膜,强调用横膈膜呼吸,并在整个呼吸周期中保持声带外展,以防止声带内收和内收引发的咳嗽。引导患者放松上半身、肩、颈、下颌和腹肌,保持喉部打开的感觉,注意横膈膜和腹部轻柔自然的扩张和收缩[33]。

指导患者在日常活动中、在症状未出现时经常练习这些技术,促进他们在咳嗽将要发生的瞬间自动运用以上技术。最后,循序渐进地使患者接触可诱发咳嗽的刺激物,达到对咳嗽脱敏的效果[1]。

5. 姿势

姿势调整对于治疗、优化呼吸和喉功能十分重要[34]。呼吸肌在稳定姿势和脊柱方面均具有双重功能。呼吸与肌肉骨骼功能也有紧密的联系。习惯性的不良姿势(如驼背)可能会因腹部受压而影响横膈膜的作用[35]。反之,呼吸方式的改变也会影响姿势。

Solow 等指出,由于上呼吸道阻塞而经口呼吸的儿童,通常习惯性地表现出头部前倾的姿势(forward head posture,FHP),以增加呼吸道空间,促进呼吸[36~38]。此外,已知 FHP 也会通过削弱胸锁乳突肌(sternocleidomastoid,SCM),斜角肌和斜方肌等呼吸肌,以及增加胸椎周围肌肉张力,降低其活动性,影响呼吸功能。也有研究表明,FHP 和与其相关的慢性颈部疼痛会降低肺活量[39,40]。

在喉功能方面,颈部和头部结构的姿势失衡会严重影响发声的费力程度,甚至头部位置的细微变化也可能影响喉部运动的效率[41]。肌紧张性发声障碍(muscle tension dysphonia,MTD)患者喉部周围的肌肉组织往往过度紧张,导致喉位抬高。此外,喉部骨骼(舌骨、甲状软骨、环状软骨和杓状软骨)如果位置不理想,可能影响喉内肌,进而改变声带张力,影响嗓音控制和共鸣效果[34,42]。本书作者的日常临床观察表明:PVFMD、慢性咳嗽和有喉部异物感的患者表现出相似的不良姿势和不当的肌肉运动规律,可能加重其喉部症状。

在病毒感染所致的迷走神经病变的患者中,有慢性咳嗽症状者,声带可能表现为不完全麻痹。声带不完全麻痹造成的声门闭合不全可能引起继发性 MTD,最终导致发声费力和声音嘶哑。MTD 是原发还是继发有时较难分辨[43]。

言语-语言病理学家应该帮助患者调整姿势体态为轻松、自由和灵活的状态。另外,也需处理患者日常活动中的人体工程学问题,并培养患者对保持良好姿势的自我意识。如脊柱疾病较严重,必须向物理治疗师转诊。

6. 呼吸训练

有人建议通过使用吸气肌力量训练(inspiratory muscle strength training IMT)设备治疗 PVFMD 和慢性咳嗽。IMT 已被证实可以加强肌肉力量,减轻运动性呼吸困难的感觉,也可优化呼吸模式,促进横膈膜放松,提高呼吸的生物力学效率[44]。但 IMT 在慢性咳嗽患者的使用效果值得进一步研究。

综合性的呼吸训练技巧(如 Buteyko 呼吸技术等)将在本章下文中详述,其目的在于恢复生理上正常的分钟通气量和潮气量,并调整二氧化碳水平。

7. 心理咨询

动机性访谈(motivational interviewing,MI)是一种以人为中心的、旨在增强自身动力的循证咨询方式,主要帮助患者探索和消除与发起改变相关的矛盾情绪[45]。言语-语言病理学家可以通过有效运用 MI 技术,提高慢性咳嗽患者对行为治疗的依从性,以促进行为的改变[46]。

不是言语-语言病理学家负起改变患者行为的责任,而是言语-语言病理学家运用 MI 技术为患者提供支持和动力,使患者在康复过程中发挥主观能动性。MI 技术通过帮助患者思考和讨论能使其产生改变的原因和方法，以及维持患者的自我效能（即患者对自身能够实现改变的信念），既能增强疗效，又能确保治疗的可持续性。

言语 - 语言病理学家还可处理与咳嗽有关的部分情绪问题，并在超出其职业能力范围时将患者转诊给心理咨询方面的专业人士。

8. 嗓音治疗

嗓音治疗在以下方面可使慢性咳嗽患者受益：

咳嗽和清嗓被认为是创伤性的发声行为，可能导致声带水肿、出血、小结或息肉。多达 40% 的慢性咳嗽和 PVFMD 患者存在嗓音疾病。

声带运动或声门闭合不全引起的声带异常运动[47]、个人发声方式（如发声紧张）可能会刺激喉部的压力感受器，触发咳嗽[1]。

研究发现，炎症介质在发声疲劳度测试后增加，在共鸣嗓音疗法后降低，说明发声方式可对气道炎症产生负面或正面影响、从而影响咳嗽[1]。

声门上紧缩是原发性 MTD 的特征，也是由声门闭合不全引起的继发性 MTD 的证据，它有时可能会刺激喉部，导致清嗓或咳嗽。MTD 常造成喉部异物感，尤其在吞咽时，以至于出现了肌紧张性吞咽困难的概念。这个概念解释和 MTD 相关的喉部异物感很新颖，但尚需深入研究和理解其导致异物感的原因[48]。咳嗽常常会随着 MTD 的治愈而消退[1]。

如果嗓音症状是咳嗽的一部分，则咳嗽治愈后嗓音症状也会消退。如不消退，嗓音症状可能有其他原因，需另行治疗[1]。

六、治疗咳嗽的新方法

言语 - 语言病理学家通常会考虑使用新的治疗方法，这些方法不同于其在研究生教育阶段学到的传统疗法。新的治疗方法包括催眠术、手法治疗和 Buteyko 呼吸技术，运用这些方法需要接受专门培训，将在下文逐一进行解释。

1. 催眠术

催眠已被证明是治疗慢性咳嗽的可行方法[49]，催眠状态被定义为"一种注意力集中、周围意识降低、对暗示的反应能力增强的意识状态"。自 1958 年以来就已被美国医学协会正式认定为合法医疗手段。在催眠状态下，人可以利用自身固有的能力，更轻松地改变感知觉、思想、感受、行为。

催眠状态通常通过诱导程序来建立。大多数诱导手段建议保持放松、镇静和舒适的状态。人们对催眠的体验是不同的，有人将其描述为意识状态的改变，也有人将其描述为类似于冥想状态、放松的集中注意力的状态[50]。与对催眠的迷思和误解相反，被催眠的人不会失去对自身行为的控制，而且通常会记住催眠过程中发生的事。

美国临床催眠学会（American society of clinical hypnosis，ASCH）为包括言语-语言病理学家在内的人员提供执业培训。一项回顾性研究纳入了 56 名习惯性咳嗽的儿童和青少年，他们在两家不同的机构接受了小儿呼吸科或儿童心理学家的治疗。其中78% 的患者在首次催眠的过程中或刚完成催眠治疗时咳嗽症状消失，其后 1 个月内，又有 12% 的患者咳嗽症状消失。在此后 13 个月的随访中发现，22% 的患者咳嗽复发过1~3 次。他们中除 1 人外，均又使用催眠术控制了咳嗽。作者由此认为，自我催眠是消除习惯性咳嗽的安全有效的方法[51]。

2. 手法治疗技术

喉位偏高已被多次指出是 MTD 的表现之一。传统的嗓音治疗包括环喉按摩技术。这项技术旨在通过调整喉位来缓解肌肉和发声紧张[52,53]。该技术是在患者发声时，在患者甲舌膜两侧从前向后逆时针转圈捏按，并向下按压甲状软骨上缘，促进喉位下降。

经验丰富的言语-语言病理学家会综合运用行为治疗和环喉按摩技术。这已被证明是治疗 MTD 的主要方式，能使嗓音的感知和声学评估得到持续的改善[54]。慢性咳嗽患者在运用环喉按摩技术降低喉位后，会感受到吞咽变得有力，能更有效地清除喉部分泌物，从而减少分泌物对喉的刺激。

近来，一些有专长的言语-语言病理学家已经使用整体性的物理治疗和肌肉骨骼按摩技术，如肌筋膜松解术（myofascial release，MFR），促进呼吸和喉功能的改善。肌肉骨骼按摩技术的原理和实践基于结构和功能的联系以及身体自我调节和修复的自然能力[37,55]。手法治疗技术是如何起作用的？对于这个问题存在不同的看法：研究者和临床工作者现在更多地从神经角度考量吞咽和嗓音问题，认为肌肉紧张是神经系统的保护性反应。手法治疗师通过公认的神经动力学技术，对皮肤和更深层组织施加物理作用，影响神经张力。

当临床医生对慢性咳嗽患者施行手法治疗或肌筋膜松解术时，他们可能是在治疗由于受伤、肌肉使用不当、手术或慢性疾病而产生的神经肌肉紧张[56]。此外，这种手法治疗可缓解紧张感，可使肌肉放松，并将这种放松状态传达至神经系统。当神经系统不再接收到需要"保护"的反馈回路时，它可以使肌肉从高张力下调至正常张力[57]。

为进一步缓解全身性紧张，言语-语言病理学家可以鼓励患者提高对紧张状态的自我意识，并在日常生活中自我监控。患者可学习各种方法来缓解颈部、舌和下颌的紧张感，比如进行拉伸运动和环喉按摩。

3. 功能失调性呼吸和 Buteyko 呼吸技术

下文将介绍功能失调性呼吸（dysfunctional breathing，DB），讨论其特点和症状，并说明 DB 与慢性咳嗽和 PVFMD 的联系，以及如何运用 Buteyko 呼吸技术来调整 DB，从而改善慢性咳嗽和 PVFMD。

慢性咳嗽和其他喉部问题（如 PVFMD 和喉部异物感）与 DB 有关，并且是与 DB 相关的最常见的症状[58]。对 DB 的确切定义尚未达成共识，但该术语通常是指慢性或反复发作的、导致呼吸和非呼吸症状的呼吸障碍。这些呼吸障碍可以不伴有器质性的呼吸或心脏疾病，也可表现出基础疾病之外的症状[59,60]。呼吸模式异常可以表现为呼吸速率或深度的异常，以及涉及鼻、口咽、喉、胸腔、横膈膜的呼吸机制异常[60]。PVFMD 被认为是 DB 的一种类型[61]。Barker 和 Everard 提出 DB 可以细分为胸腔型或胸腔外型。胸腔型 DB 的特征主要是胸式呼吸。胸腔外 DB 除了胸式呼吸外，还涉及上呼吸道，并包括 PVFMD 和运动诱发的喉软化症[61]。DB 可能导致严重的呼吸困难和其他医学上"无法解释"的症状，这些症状对哮喘药物无反应[62]。

较早的文献主要讨论过度通气综合征（hyperventilation syndrome，HVS）和低碳酸血症。但现在发现，HVS 及其相关的体征和症状并不总是与二氧化碳水平相关，并且相关性较弱。相反，更广泛的症状特征应该包括呼吸的生化、生物力学和心理生理方面[63]。生化主要指由呼吸性碱中毒和低碳酸血症引起的过度通气。生物力学方面指呼吸肌及呼吸方式的功能障碍，心理生理方面指生理与精神情感因素的交互作用。这些因素之间可能存在相关性，也可能是相互独立的，产生了无法解释的症状[64]。

（1）呼吸功能障碍的症状：DB 会以多种形式影响个体。有些患者主要是情绪精神上受影响，表现为焦虑抑郁；有些主要是肌肉骨骼方面受影响，表现为肩颈不适、慢性疼痛和疲劳等；也有很多患者身心都受到了影响[65]。

DB 引起的体内生化改变可严重影响情绪、循环、消化功能和参与呼吸的肌肉骨骼结构[37]。DB 还可导致咳嗽、呼吸困难、胸痛、胸闷，运动性呼吸困难、频繁哈欠或叹气、焦虑、晕厥、心悸、肌肉痉挛和疲劳等症状。

非呼吸性神经血管症状如眩晕、麻木和刺痛感与低二氧化碳（呼吸的生化方面）密切相关。

呼吸症状，例如无法深呼吸、胸闷气短，通常与 DB 的生物力学和心理生理方面有关[64]。

（2）功能失调性呼吸的患病率：据估计，DB 影响总人口的 5%~11%[37,66]，成人哮喘患者的 20%~64%[61,64,66,67]，以及焦虑症患者的 83%[68]。

DB 常与哮喘[61,66,67,69]、慢性阻塞性肺疾病、鼻窦炎、疼痛、心血管疾病、头痛和偏头痛并存，并可能加重这些疾病的症状[37]。

（3）功能失调性呼吸的诊断：DB 的诊断要先排除或治疗器质性问题，再考虑功能性诊断[70]。临床上可采用多种方法评估呼吸功能，包括仪器评估、观察和触诊。呼气末二氧化碳检测仪通过测量经鼻呼出的呼气末二氧化碳分压（$ETCO_2$）以确定患者是否存在慢性或间歇性过度通气。$ETCO_2$ 与肺泡气二氧化碳分压(P_ACO_2)相关,而后者又与动脉血二氧化碳分压($PaCO_2$)相关。二氧化碳检测仪还可提供有关呼吸频率和节律的信息,可用以判断患者呼吸是否平稳,节奏是否规律[37,71]。正常呼气末的屏气时间(BHT)可用作测量呼吸困难阈值的参数[59,72,73]。DB 患者的 BHT 通常较低。

呼吸运动手动评估(manual assessment of respiratory motion,MARM)是一套用于评估呼吸过程中胸腹运动的步骤,可量化反映胸式呼吸的程度。同时,检查者还可测量呼吸的频率、容量、规律性等各个方面[74]。

症状类问卷包括 Nijmegen 问卷(NQ)[63]和呼吸自我评估问卷(SEBQ)[63],可用于全面评估与呼吸相关的症状及严重程度。准确的诊断本身就可使患者安心,减轻焦虑,这有助于缓解症状[59]。

(4)过度通气和声带矛盾运动/声带功能障碍:过度通气在 PVFMD 患者中很常见,可能导致晕厥、视力变化、麻木、刺痛感、四肢沉重、眩晕、晕厥或接近晕厥状态。由于大多数的 PVFMD 发作伴有过度通气,因此 PVFMD 患者的 $PaCO_2$ 通常低于正常水平[75]。在一项针对 54 名因运动诱发 PVFMD 患者的回顾性研究中,症状问卷评估结果显示,76% 的 PVFMD 患者伴有过度通气,过度通气导致的生理后果是 48% 的 PVFMD 患者 $ETCO_2$ 低于 30mmHg[76]。

有趣的是,在喉部检查时,医务工作者常常通过让患者主动地过度通气以诱发PVFMD 症状。如果过度通气可诱发咳嗽和 PVFMD 症状,说明过度通气与以上症状相关。Parker 和 Berg 认为过度通气可能是 PVFMD 的成因之一,接受传统行为治疗后症状无明显改善的患者需要其他的治疗方法[76]。下文介绍的 Buteyko 呼吸技术就是其中之一。该技术旨在逆转过度通气,为患者提供一种可行的治疗选择。

(5)Buteyko 呼吸技术(Buteyko breathing technique,BBT):BBT 是治疗 DB 患者的常用方法,主要由有相关专长的物理治疗师和言语-语言病理学家指导患者练习[61,77]。

BBT 是呼吸训练的一种形式。它以乌克兰医生 Konstantin Buteyko 的理论为基础,即许多症状和疾病可能是由于长期的"过度呼吸"或隐匿的过度通气,以及由此产生的二氧化碳浓度偏低引起的。由于玻尔效应,二氧化碳浓度偏低会抑制氧从血红蛋白释放到组织细胞,继而可能导致局部缺血,疲劳和其他症状[78]。BBT 是一项旨在恢复正常呼吸模式的治疗方法,内容包括呼吸练习以及与呼吸相关的体育锻炼、饮食、睡眠及言语发声等生活方式的调整。

BBT 的咳嗽管理方法与传统的言语-语言病理学止咳疗法和放松的经鼻腹式呼吸训练类似。在 BBT 理论模型的框架下,咳嗽既可以是导致过度呼吸的原因,也可以是过度呼吸的结果。BBT 旨在解决呼吸过度的根本原因,而言语-语言病理学对咳嗽的干预仅限于对症处理[6]。

BBT 旨在调节呼吸中枢适应更高的二氧化碳水平,从而改善慢性过度通气引起的症状。BBT 训练通过结合呼吸肌放松和屏气技巧自动降低通气量。BBT 带来呼吸控制和呼吸功能的改善,其机制可能不仅与二氧化碳水平的提高有关。BBT 可能会改善因肺部过度充气导致的生物力学问题,也可帮助患者减轻对症状的焦虑[64]。

　　BBT 最为人熟知的应用是治疗哮喘。多项关于 BBT 的临床试验表明,接受 BBT 训练的患者可大幅减少用药,且肺功能不会退化,哮喘症状也有所改善[79~81]。BBT 还可作为治疗慢性张口呼吸、鼻部症状、COPD、慢性阻塞性肺病、阻塞性睡眠呼吸暂停、鼾症及与压力有关的疾病的辅助方法。另外,BBT 在帮助提高运动员的表现中被越来越多地应用[82]。

　　为有效处理慢性咳嗽,医务人员还应告知患者过度呼吸和剧烈咳嗽对鼻腔和喉部黏膜以及肺部可能产生的负面影响,包括组织脱水和炎症,以及气道干燥引起的分泌物增多。持续的过度呼吸会使分泌物变得黏稠而难以清除,从而加重咳嗽症状,形成恶性循环(图 8-1)。张口呼吸在慢性咳嗽患者中很常见[3]。如长期持续,可能会导致喉部干燥,引发痒感导致咳嗽。喉部干燥引发咳嗽,咳嗽又刺激干燥的喉部,再次咳嗽,如此循环往复。咳嗽被认为是过度通气的行为,因为快速而有力的呼气会消耗大量的二氧化碳,然后通过口腔大量吸入空气,刺激喉部,引起阵咳反复出现。二氧化碳的过量消耗加剧了易感人群气道平滑肌的收缩[37,83]。

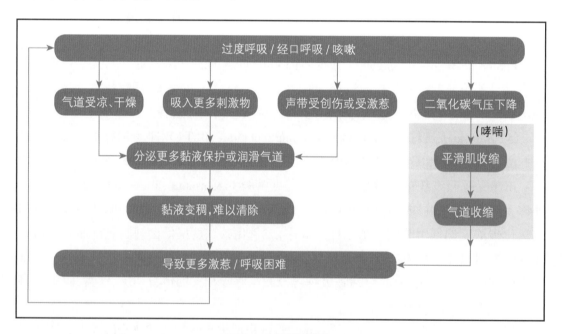

图 8-1　咳嗽循环表

　　BBT 强调使患者养成轻柔地经鼻呼吸的习惯,并在各种情境下(运动、言语、睡眠)一直保持。以上习惯会对慢性咳嗽患者有益。研究表明,这些患者中多达 50% 习惯经口呼吸,这可能会进一步加剧喉部症状[3,84]。而习惯性的轻柔经鼻呼吸,则可以消除组织干燥、易激惹及分泌物过多的问题，从而缓解咳嗽。

经鼻呼吸还可改善肺功能并减少哮喘发作[85]。在一项针对年轻哮喘患者的研究中，研究者通过肺活量、流量 - 体积关系、体积描记仪测量等参数评估不同方式呼吸时的支气管收缩程度。结果发现运动时经鼻呼吸的受试者在运动后支气管收缩几乎被完全抑制，而经口呼吸的受试者在运动后支气管收缩程度则有所增加[86]。

慢性鼻塞引起的张口呼吸是引起咽部气道塌陷的危险因素，也可能是发生阻塞性睡眠呼吸暂停的重要病因。张开嘴时，气道扩张肌扩张气道的效率会有所下降。经鼻呼吸时，气道扩张肌中的神经活动可使肌肉高效收缩，使上呼吸道的形态保持稳定[87]。未来的研究还需进一步探索类似机制如何影响 PVFMD 和咳嗽患者的上呼吸道。

BBT 减轻慢性咳嗽的另一种方式与心理触发因素有关，心理触发因素可与慢性咳嗽共存，并且在许多情况下与慢性咳嗽有关[1]。现有的研究通过观察心率变化，发现情绪障碍与迷走神经张力降低有关[88]。可通过呼吸调节减少交感神经和增加副交感神经系统的活动来平衡自主神经系统。这有助于恢复压力干扰下的身体系统的功能[89]。尽管 BBT 的核心原则与其声明的结果之间的关系已被外部研究证实，但 BBT 疗法本身还没有经实证研究证明可用于治疗无哮喘的慢性咳嗽。

七、结　论

言语 - 语言病理学家在治疗慢性咳嗽中的主要作用在于树立患者对慢性咳嗽的正确理解，并帮助他们重新掌握控制喉部行为的方法。在多学科团队中，言语 - 语言病理学家通常负责评估与治疗慢性咳嗽行为方面的问题，并可提高诊断的准确性和治疗的有效性。

八、思维拓展

医学上无法解释的呼吸困难在门诊中很常见，许多医生对治疗这些患者感到无能为力。当最初的药物治疗无效时，患者常常要接受大量无效的检查[90]。医生应该考虑到，本章讨论的 DB 是这种呼吸困难的病因或加重病情的因素。在本文的数据中，呼吸系统疾病患者的 DB 患病率较低，主要是因为患者的症状通常被归因为基础疾病，这导致了药物使用率过高，或者把患者的症状归因于焦虑和压力，而没有考虑到生化和生物力学因素对症状的影响[61]。

考虑到药物引起的副作用、并发症及高昂的医药费，我们提出了一条新的临床诊疗路径，即让言语-语言病理学家参与处理患者的DB，并重新建立生理平衡。我们建议在患者管理的早期就进行针对DB的治疗，尤其是当呼吸训练有效，或患者偏爱自然疗法或行为治疗，或无法坚持药物治疗时。当然，我们还需要更多的临床研究来确认这种治疗模式的有效性。

九、本章要点

1. 在将患者转诊给言语-语言病理学家之前，必须先对慢性咳嗽的病因进行医学评估和相关的治疗。

2. 慢性咳嗽可伴有嗓音障碍和PVFMD，因此需要言语-语言病理学家运用各类治疗方法。治疗慢性咳嗽使用的综合方法包括传统、非传统方法和言语-语言病理学家常使用的技术。

（译者　陈臻　黄冬雁）

参 考 文 献

1. Vertigan A, Gibson PG. *Speech Pathology Management of Chronic Refractory Cough and Related Disorders*. Devon, UK: Compton Publishing; 2016.

2. Soni RS, Ebersole B, Jamal N. Treatment of chronic cough. *Otolaryngol Head Neck Surg*. 2017;156(1):103–108.

3. Murry T, Sapienza C. The role of voice therapy in the management of paradoxical vocal fold motion, chronic cough, and laryngospasm. *Otolaryngol Clin North Am*, 2010;43(1):73–83, viii-ix.

4. Petty BE, Dailey SH. The collaborative medical and behavioral management of chronic cough. *Perspect Voice Voice Dis*. 2009;19(2):49.

5. Chamberlain S, Birring SS, Garrod R. Nonpharmacological interventions for refractory chronic cough patients: systematic review. *Lung*. 2014;192(1):75–85.

6. Vertigan AE, Theodoros DG, Gibson PG, Winkworth AL. Efficacy of speech pathology management for chronic cough: a randomised placebo controlled trial of treatment efficacy. *Thorax*. 2006;61(12):1065–1069.

7. Lee PC, Cotterill-Jones C, Eccles R. Voluntary control of cough. *Pulm Pharmacol Ther*. 2002;15(3):317–320.

8. Hutchings HA, Eccles R, Smith AP, Jawad MS. Voluntary cough suppression as an indication of symptom severity in upper respiratory tract infections. *Eur Respir J*. 1993;6(10):1449–1454.

9. Ryan NM, Vertigan AE, Bone S, Gibson PG. Cough reflex sensitivity improves with

speech-language pathology management of refractory chronic cough. *Cough.* 2010;6:5.

10. Gibson PG, Vertigan AE. Management of chronic refractory cough. *BMJ.* 2015; 351:h5590.

11. Morrison M, Rammage L, Emami AJ. The irritable larynx syndrome. *J Voice.* 1999;13(3):447–455.

12. Murry T, Branski RC, Yu K, Cukier-Blaj S, Duflo S, Aviv JE. Laryngeal sensory deficits in patients with chronic cough and paradoxical vocal fold movement disorder. *Laryngoscope.* 2010;120(8):1576–1581.

13. Christopher KL, Morris MJ. Vocal cord dysfunction, paradoxic vocal fold motion, or laryngomalacia? Our understanding requires an interdisciplinary approach. *Otolaryngol Clin North Am.* 2010;43(1):43–66, viii.

14. Shembel AC, Sandage MJ, Verdolini Abbott K. Episodic laryngeal breathing disorders: literature review and proposal of preliminary theoretical framework. *J Voice.* 2017;31(1):125.e7–125.e16.

15. Murry T, Tabaee A, Aviv JE. Respiratory retraining of refractory cough and laryngopharyngeal reflux in patients with paradoxical vocal fold movement disorder. *Laryngoscope.* 2004;114(8):1341–1345.

16. Andrianopoulos MV, Gallivan GJ, Gallivan KH. PVCM, PVCD, EPL, and irritable larynx syndrome: what are we talking about and how do we treat it? *J Voice.* 2000;14(4):607–618.

17. Ryan NM, Gibson PG. Characterization of laryngeal dysfunction in chronic persistent cough. *Laryngoscope.* 2009;119(4):640–645.

18. Vertigan AE, Theodoros DG, Gibson PG, Winkworth AL. The relationship between chronic cough and paradoxical vocal fold movement: a review of the literature. *J Voice.* 2006;20(3):466–480.

19. Speech-Language-Hearing Association (ASHA). *Voice evaluation template.* https://www.asha.org/uploadedFiles/AATVoiceEvaluation.pdf. Published 2018. Accessed April 14, 2018.

20. Shembe, AC, Rosen CA, Zullo TG, Gartner-Schmidt JL. Development and validation of the Cough Severity Index: a severity index for chronic cough related to the upper airway. *Laryngoscope.* 2013;123(8):1931–1936.

21. Birring SS, Prudon B, Carr AJ, Singh SJ, Morgan MD, Pavord ID. Development of a symptom specific health status measure for patients with chronic cough: Leicester Cough Questionnaire (LCQ). *Thorax.* 2003;58(4):339–343.

22. Rosen CA, Lee AS, Osborne J, Zullo T, Murry T. Development and validation of the Voice Handicap Index-10. *Laryngoscope.* 2004;114(9):1549–1556.

23. Gartner-Schmidt JL, Shembel AC, Zullo TG, Rosen CA. Development and validation of the Dyspnea Index (DI): a severity index for upper airway-related dyspnea. *J Voice.* 2014;28(6):775–782.

24. Belafsky PC, Postma GN, Koufman JA. Validity and reliability of the Reflux Symptom Index (RSI). *J Voice.* 2002;16(2):274–277.

25. Stemple JC, Roy N, Klaben B. *Clinical Voice Pathology: Theory and Management.* San Diego, CA: Plural Publishing; 2014.

26. Bless DM, Hirano M, Feder RJ. Videostroboscopic evaluation of the larynx. *Ear Nose Throat J.* 1987;66(7):289–296.

27. Koufman JA, Block C. Differential diagnosis of paradoxical vocal fold movement. *Am J Speech Lang Pathol.* 2008;17(4):327–334.

28. Giliberto JP, Dibildox D, Merati A. Unilateral laryngoscopic findings associated with response to gabapentin in patients with chronic cough. *JAMA Otolaryngol Head Neck Surg.* 2017;143(11):1081–1085.

29. Hartley NA, Thibeault SL. Systemic hydration: relating science to clinical practice in vocal health. *J Voice.* 2014;28(5):652.e1–652.e20.

30. Sivasankar M, Leydon C. The role of hydration in vocal fold physiology. *Curr Opin Otolaryngol Head Neck Surg.* 2010;18(3):171–175.

31. Blager FB, Gay ML, Wood RP. Voice therapy techniques adapted to treatment of habit cough: a pilot study. *J Commun Disord.* 1988;21(5):393–400.

32. Steinhauer K, McDonald Klimek M, Estill J. *The Estill Voice Model: Theory Translation.* Pittsburgh, PA: Estill Voice International; 2017.

33. Mathers-Schmidt BA. Paradoxical vocal fold motion: a tutorial on a complex disorder and the speech-language pathologist's role. *Am J Speech Lang Pathol.* 2001;10:111–125.

34. Wilson Arboleda BM, Frederick AL. Considerations for maintenance of postural alignment for voice production. *J Voice.* 2008;22(1):90–99.

35. Morrow B, Brink J, Grace S, Pritchard L, Lupton-Smith A. The effect of positioning and diaphragmatic breathing exercises on respiratory muscle activity in people with chronic obstructive pulmonary disease. *South Afr J Physiother.* 2016;72(1):315.

36. Solow B, Sandham A. Cranio-cervical posture: a factor in the development and function of the dentofacial structures. *Eur J Orthod.* 2002;24(5):447–456.

37. Chaitow L, Bradley D, Gilbert C, Bartley J, Peters D. *Recognizing and Treating Breathing Disorders: A Multidisciplinary Approach.* New York, NY: Elsevier; 2014.

38. Courtney R. The importance of correct breathing for raising healthy good looking children. *J Aust Tradit Med Soc.* 2013;19(1):20–27.

39. Han J, Park S, Kim Y, Choi Y, Lyu H. Effects of forward head posture on forced vital capacity and respiratory muscles activity. *J Phys Ther Sci.* 2016;28(1):128–131.

40. Dimitriadis Z, Kapreli E, Strimpakos N, Oldham J. Pulmonary function of patients with chronic neck pain: a spirometry study. *Respir Care.* 2014;59(4): 543–549.

41. Gilman M, Johns MM. The effect of head position and/or stance on the selfperception of phonatory effort. *J Voice.* 2017;31(1):131.e1–131.e4.

42. Cardoso R, Lumini-Oliveira J, Meneses RF. Associations between posture, voice, and dysphonia: a systematic review. *J Voice.* Published online: Oct. 11, 2017.

43. Rees CJ, Henderson AH, Belafsky PC. Postviral vagal neuropathy. *Ann Otol Rhinol Laryngol.* 2009;118(4):247–252.

44. Mathers-Schmidt BA, Brilla LR. Inspiratory muscle training in exercise-induced paradoxical vocal fold motion. *J Voice.* 2005;19(4):635–644.

45. Miller WR, Rollnick S. *Motivational Interviewing: Helping People Change.* New York/London: Guilford; 2012.

46. Behrman A. Facilitating behavioral change in voice therapy: the relevance of motivational interviewing. *Am J Speech Lang Pathol.* 2006;15(3):215–225.

47. Crawley BK, Murry T, Sulica L. Injection augmentation for chronic cough. *J Voice.* 2015;29(6):763–767.

48. Kang CH, Hentz JG, Lott DG. Muscle tension dysphagia: symptomology and theoretical framework. *Otolaryngol Head Neck Surg.* 2016;155(5):837–842.

49. Elkins GR, Barabasz AF, Council JR, Spiegel D. Advancing research and practice: the

Revised APA Division 30 definition of hypnosis. *Am J Clin Hypn.* 2015;57(4):378–385.

50. Hammond DC, American Society of Clinical Hypnosis. *Hypnotic Induction Suggestion.* Chicago, IL: American Society of Clinical Hypnosis; 1998.

51. Anbar RD, Hall HR. Childhood habit cough treated with self-hypnosis. *J Pediatr.* 2004;144(2):213–217.

52. Roy N, Bless DM, Heisey D, Ford CN. Manual circumlaryngeal therapy for functional dysphonia: an evaluation of short- and long-term treatment outcomes. *J Voice.* 1997; 11(3):321–331.

53. Aronson AE. *The Manual Laryngeal Muscle Tension Reduction Technique.* Rochester, MN: Mentor Seminars; 1997.

54. Roy N, Peterson EA, Pierce JL, Smith ME, Houtz DR. Manual laryngeal reposturing as a primary approach for mutational falsetto. *Laryngoscope.* 2017;127(3): 645–650.

55. Diniz LR, Nesi J Curi AC, Martins W. Qualitative evaluation of osteopathic manipulative therapy in a patient with gastroesophageal reflux disease: a brief report. *J Am Osteopath Assoc.* 2014;114(3):180–188.

56. Walt Fritz, 12/26/2017, personal communication

57. Michele Fava, MC-S. 1/15/2018, personal communication

58. Hagman C, Janson C, Emtner M. A comparison between patients with dysfunctional breathing and patients with asthma. *Clin Respir J.* 2008;2(2):86–91.

59. Boulding R, Stacey R, Niven R, Fowler SJ. Dysfunctional breathing: a review of the literature and proposal for classification. *Eur Respir Rev.* 2016;25(141):287–294.

60. Balkissoon R, Kenn K. Asthma: vocal cord dysfunction (VCD) and other dysfunctional breathing disorders. *Semin Respir Crit Care Med.* 2012;33(6):595–605.

61. Barker N, Everard ML. Getting to grips with "dysfunctional breathing." *Paediatr Respir Rev.* 2015;16(1):53–61.

62. Courtney R, van Dixhoorn J, Greenwood KM, Anthonissen EL. Medically unexplained dyspnea: partly moderated by dysfunctional (thoracic dominant) breathing pattern. *J Asthma.* 2011;48(3):259–265.

63. Mitchell AJ, Bacon CJ, Moran RW. Reliability and determinants of Self-Evaluation of Breathing Questionnaire (SEBQ) score: a symptoms-based measure of dysfunctional breathing. *Appl Psychophysiol Biofeedback.* 2016;41(1):111–120.

64. Courtney R. Breathing training for dysfunctional breathing in asthma: taking a multidimensional approach. *ERJ Open Res.* 2017;3(4).

65. CliftonSmith T, Rowley J. Breathing pattern disorders and physiotherapy: inspiration for our profession. *Physical Therapy Reviews.* 2013;16(1):75–86.

66. Thomas M, McKinley RK, Freeman E, Foy C, Price D. The prevalence of dysfunctional breathing in adults in the community with and without asthma. *Prim Care Respir J.* 2005; 14(2):78–82.

67. Thomas M, McKinley RK, Freeman E, Foy C. Prevalence of dysfunctional breathing in patients treated for asthma in primary care: cross-sectional survey. *BMJ.* 2001; 322(7294):1098–1100.

68. Cowley DS, Roy-Byrne PP. Hyperventilation and panic disorder. *Am J Med.* 1987; 83(5):929–937.

69. Stanton AE, Vaughn P, Carter R, Bucknall CE. An observational investigation of dysfunctional breathing and breathing control therapy in a problem asthma clinic. *J*

Asthma. 2008;45(9):758–765.

70. Robson A. Dyspnoea, hyperventilation and functional cough: a guide to which tests help sort them out. *Breathe (Sheff).* 2017;13(1):45–50.

71. Courtney R. A multi-dimensional model of dysfunctional breathing and integrative breathing therapy—commentary on the functions of breathing and its dysfunctions and their relationship to breathing therapy. *J Yoga Phys Ther.* 2016;06(04):257.

72. Courtney R, Cohen M. Investigating the claims of Konstantin Buteyko, M.D, Ph.D.: the relationship of breath holding time to end-tidal CO2 and other proposed measures of dysfunctional breathing. *J Altern Complement Med.* 2008; 14(2):115–123.

73. Jack S, Rossiter HB, Warburton CJ, Whipp BJ. Behavioral influences and physiological indices of ventilatory control in subjects with idiopathic hyperventilation. *Behav Modif.* 2003;27(5):637–652.

74. Courtney R, van Dixhoorn J, Cohen M. Evaluation of breathing pattern: comparison of a Manual Assessment of Respiratory Motion (MARM) and respiratory induction plethysmography. *Appl Psychophysiol Biofeedback.* 2008;33(2):91–100.

75. Hoyte FC. Vocal cord dysfunction. *Immunol Allergy Clin North Am.* 2013;33(1): 1–22.

76. Parker JM, Berg BW. Prevalence of hyperventilation in patients with vocal cord dysfunction. *Chest.* 2002;122(4):185.

77. Thomas M, McKinley RK, Freeman E, Foy C, Prodger P, Price D. Breathing retraining for dysfunctional breathing in asthma: a randomised controlled trial. *Thorax.* 2003;58(2):110–115.

78. West JB. *Respiratory Physiology: The Essentials.* Philadelphia, PA: Wolters Kluwer/ Lippincott Williams Wilkins; 2014.

79. Cowie RL, Conley DP, Underwood MF, Reader PG. A randomised controlled trial of the Buteyko technique as an adjunct to conventional management of asthma. *Respir Med.* 2008;102(5):726–732.

80. Cooper S, Oborne J, Newton S, et al. Effect of two breathing exercises (Buteyko and pranayama) in asthma: a randomised controlled trial. *Thorax.* 2003;58(8): 674–679.

81. McHugh P, Duncan B, Houghton F. Buteyko breathing technique and asthma in children: a case series. *N Z Med J.* 2006;119(1234):U1988.

82. Jenkins D. The oxygen advantage: the simple, scientifically proven breathing techniques for a healthier, slimmer, faster, and fitter you. *Cranio.* 2016;34(2): 139–140

83. Lumb AB, Nunn JF. *Nunn's Applied Respiratory Physiology.* Oxford, UK: Elsevier Butterworth-Heinemann; 2005.

84. Vertigan AE, Theodoros DG, Gibson PG, Winkworth AL. Voice and upper airway symptoms in people with chronic cough and paradoxical vocal fold movement. *J Voice.* 2007;21(3):361–383.

85. Hallani M, Wheatley JR, Amis TC. Enforced mouth breathing decreases lung function in mild asthmatics. *Respirology.* 2008;13(4):553–558.

86. Shturman-Ellstein R, Zeballos RJ, Buckley JM, Souhrada JF. The beneficial effect of nasal breathing on exercise-induced bronchoconstriction. *Am Rev Respir Dis.* 1978;118(1):65–73.

87. Kim EJ, Choi JH, Kim KW, et al. The impacts of open-mouth breathing on upper airway space in obstructive sleep apnea: 3-D MDCT analysis. *Eur Arch Otorhinolaryngol.* 2011;268(4):533–539.

88. Brown RP, Gerbarg PL. Sudarshan Kriya yogic breathing in the treatment of stress,

anxiety, and depression: part I-neurophysiologic model. *J Altern Complement Med.* 2005;11(1):189–201.

89. Courtney R. (2011). *Dysfunctional breathing: its parameters, measurement and relevance* [PhD thesis].

90. Han J, Zhu Y, Li S, et al. The language of medically unexplained dyspnea. *Chest.* 2008;133(4):961–968.

第九章

难治性慢性咳嗽的诊疗模式

一、概　述

慢性咳嗽的诊治需要多学科共同参与,其理想的模式是患者初次就诊时得到经验丰富的多学科团队会诊。然而,由于地理位置、诊疗成本及就诊便利性等因素,该模式通常难以实现。如第一章慢性咳嗽概述及其对健康的影响所述,慢性咳嗽常见的 3 种病因为哮喘、反流和上气道咳嗽综合征(过敏和鼻窦炎),这些常见病因多可经首诊医生发现,而少数患者需进一步诊治,以明确病因和 / 或排除其他相关诊断。最终只有少部分患者被推荐至拥有专家小组的诊疗中心,该中心被称为"嗓音中心"。嗓音中心涉及嗓音、呼吸和吞咽等多个专业领域,由受过专科培训的喉科医生及擅长治疗咳嗽、嗓音训练的言语 - 语言病理学家(speech-language pathologist,SLP)组成,负责评估和治疗难治性慢性咳嗽病例,构成慢性咳嗽"漏斗形"诊疗模式的底部,收集患者信息、分析检查结果,并进一步诊治。

在各级医疗机构中,呼吸内科、变态反应科、消化内科、耳鼻咽喉科等不同科室的医师均可对慢性咳嗽患者进行评估和治疗。然而,难治性慢性咳嗽患者通常疗效欠佳,或没有进行系统的药物或手术治疗,需进一步到嗓音中心诊治。因此,嗓音中心是处理慢性咳嗽的高级别诊治机构,但该机构的医生并非都是喉科或耳鼻咽喉科医生。本章将着重阐述多次就诊的慢性咳嗽患者的最终诊疗途径。

二、灵活的初诊模式

慢性咳嗽是一种症状而非诊断。当进行全面的相关检查和治疗后,能发现慢性咳嗽的常见病因,仅极少患者为特发性或不明原因的慢性咳嗽。诊治难治性慢性咳嗽的理想策略是参照诊疗指南。然而,患者通常不会如诊疗指南所描述的那样发病,而且慢性咳嗽有多种病因。因此,慢性咳嗽诊疗指南在临床使用具有一定局限性。例如,一些慢性咳嗽患者曾就诊于不同医生并接受多次治疗,期间又使用多种药物并有可能调整药物剂量。此外,没有明确的药物升级及替代标准可供参考。治疗慢性咳嗽的初始或终止时机常不清楚,患者有可能还处于"药物尚未发挥作用"阶段。多数慢性咳嗽患者在来嗓音中心前已在多家医院进行就诊,进行了肺功能测试、胃肠镜和鼻内镜等相关检查,评估咳嗽的病因,并尝试了各种试验性的药物治疗。因此,患者常带着绝望的心情在嗓音中心就诊,嗓音中心医生通过解释咳嗽的病理机制,告知患者可进一步评估和尝试未完成的检查项目,给予患者治愈信心,这对患者来说具有重要意义。

慢性咳嗽在临床上存在较多误诊。有不少肺功能测试正常、使用支气管扩张剂后症状无改善或未进行支气管激发试验(如胆碱能受体激发试验)排除哮喘的慢性咳嗽患者,长期吸入多种糖皮质激素进行治疗(详见第二章咳嗽变异性哮喘及相关疾病)。也有不少经鼻腔手术却没有改善鼻后滴漏症状的难治性慢性咳嗽患者,这些患者可能符合鼻中隔成形术的标准(矫正鼻中隔以改善鼻腔通气),但因缺乏对慢性咳嗽其他病因的评估,鼻腔手术并未解决咳嗽症状。很多慢性咳嗽患者使用局部或全身糖皮质激素后症状常有一定程度或暂时的缓解,这是因为糖皮质激素可作用于鼻咽、口咽、喉部和气道的黏膜,对任何慢性炎症引起的咳嗽均具有疗效。

当慢性咳嗽患者在嗓音中心就诊时,相关的反流检查通常不完整。当患者抗反流治疗效果欠佳及胃食管内镜检查正常时,嗓音中心医生也经常会告诉患者慢性咳嗽不是反流引起的。然而,研究显示抑酸治疗不能有效的控制生理性反流(详见第四章反流性疾病)[1]。胃蛋白酶是导致咽喉反流症状的主要致病因素,在治疗咽喉反流时不仅需要减少酸反流,还要防止胃蛋白酶反流。患者的咳嗽症状和阳性反流事件在抗反流手术后会改善,阳性反流事件是通过完整食管和食管上括约肌到口咽部的阻抗探针来进行监测(下咽 - 食管多通道腔内阻抗联合双 pH 值监测,HEMII-pH)[2]。通过 HEMII-pH 可以更好地理解 LPR 的病理生理过程及其在慢性咳嗽中的作用,从而向患者更详细地说明为何此前诊断胃食管反流病的传统方法(以前的金标准,如双 pH 值探针)不足以排除反流是慢性咳嗽的病因[3]。经 HEMII-pH 确诊的咽喉反流性疾病患者,用传统方法检测可能表现正常,如 24 小时双探针 pH 值测试和双 pH 值 - 阻抗监测(仅检测 LES 上 17cm 处的反流事件),这是因为 HEMII-pH 可以监测食管上括约肌上方的反流事件。

胃食管反流和咽喉反流具有不同的临床表现,但有相同的病理生理现象:胃内容物的反流(详见第四章反流性疾病)。HEMII-pH 可以明确咽喉反流是否为难治性慢性咳嗽的病因,并确认是酸反流还是非酸反流[2-4]。高分辨率食管测压在慢性咳嗽患者中的应用较少。一些慢性咳嗽患者没有真正的胃内容物反流,这些患者有咳嗽或咽喉反流症状的原因是食管运动障碍直接导致咽喉反流体征的出现,也可能是食管的迷走神经反射间接引起慢性咳嗽(详见第七章神经性咳嗽)。

由于慢性咳嗽相关疾病涉及很多领域,初级保健医生、呼吸内科医生、消化内科医生和耳鼻咽喉科医生很难完全掌握。因此,制定慢性咳嗽的诊疗流程具有重要意义,该流程有助于临床一线医生的诊疗(图 9-1)[5]。

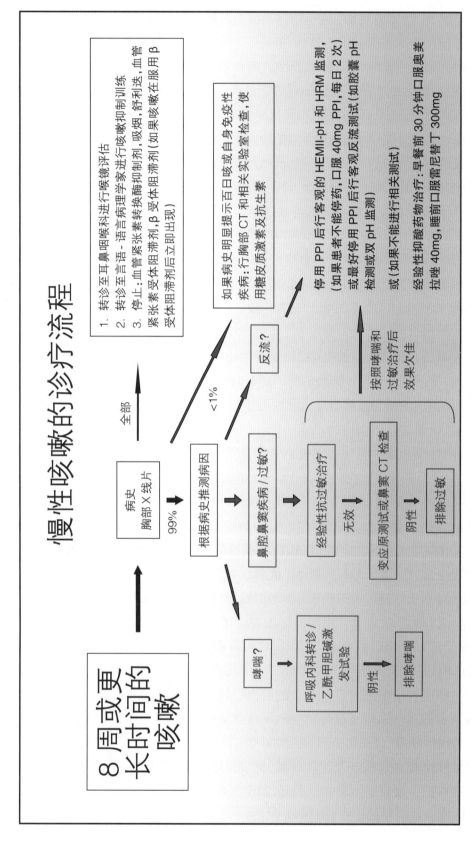

图 9-1 一线临床医生初诊慢性咳嗽的流程[5]

该流程不适用于难治性慢性咳嗽患者，因为这类患者通常已在多家医疗机构就诊并进行了多次检查和治疗。在高级别的慢性咳嗽诊疗中心的临床医生会具有更强的疾病敏锐度，以不同于该诊疗流程的方式进行诊治，可以更有效和节省成本。

但该流程不适于在高级别的嗓音中心进行,因为在嗓音中心就诊的患者在外院已进行多次的评估与治疗,继续按诊疗流程的方案来诊治会导致重复检查,浪费时间及医疗费用。嗓音中心医生通过收集既往病史及检查资料,综合分析后制订下一步诊疗方案。在嗓音中心,既往未进行抑制咳嗽训练的患者,可先安排言语 - 语言病理学家进行嗓音训练(详见第八章咳嗽管理:言语 - 语言病理学家在慢性咳嗽治疗中的角色)。在作者的经验中,难治性慢性咳嗽的治疗常缺乏言语 - 语言病理学家的参与。此外,慢性咳嗽患者多未进行以下评估:如支气管激发试验、HEMII-pH 以及吞咽造影检查或纤维内镜吞咽检查(评估与饮食相关的慢性咳嗽)。

关于咽喉反流诊疗费用与诊疗模式的研究显示,若不采用试验性质子泵抑制剂治疗咽喉反流(包括慢性咳嗽),医疗系统每年可节省数十亿美元。Francis 等调查了 281 名因食管外反流症状而就诊的患者,其中 50% 的患者以咳嗽为主诉,结果显示每位患者症状改善的费用为 13 700 美元(含诊断、治疗及不必要的药物等费用),其中,主要的医疗费用为质子泵抑制剂。患者最初每年的直接治疗费用是 5 154 美元,是典型 GERD 治疗费用的 5.6 倍[6]。这些数据表明在慢性咳嗽患者的检查和治疗中存在试验性和错误的诊疗模式(通常是质子泵抑制剂的试验性治疗)。据估计,美国每年治疗咽喉反流的总费用超过 500 亿美元[6]。

Carroll 等近期采用 Francis 等的成本估算方法进行研究,评估疑似咽喉反流在药物试验性治疗前采用 HEMII-pH 是否可减少咽喉反流患者诊疗的经济负担[7]。研究显示,提前进行 HEMII-pH 监测的患者,咽喉反流诊疗费用与试验性 PPI 治疗相比,预计可节省 40% 费用。由于 PPI 是医疗费用高的最主要因素,同时有研究显示长期 PPI 的使用可能产生副作用。因此,提前进行酸反流监测具有重要意义[8]。许多嗓音中心没有 HEMII-pH 检测仪而不能进行 24 小时的反流监测,因此不能明确食管上括约肌上方是否存在酸或非酸反流。除慢性咳嗽外还有其他症状的患者,临床医师可进行评估和分析阳性预测值,推荐在 PPI 试验性治疗前进行一些传统的反流测试,如胶囊 pH 值检测或双 pH 值监测。若提前进行的反流监测没有发现酸反流,则这些慢性咳嗽患者可避免不必要的 PPI 治疗,可转至拥有 HEMII-pH 检测仪的嗓音中心进行进一步检查。

三、嗓音中心最优的诊疗模式

与前述的诊疗流程相比,难治性慢性咳嗽患者常经历多个临床科室的医生诊治,进行相应科室的全面检查并应用试验性药物治疗或外科干预,这个诊疗过程很像一个"车轮"(图 9-2),诊治慢性咳嗽的高级别医生位于车轮的中心,其他可采用的评估或治疗选项位于车轮辐条的末端。临床医生可将辐条末端所有的诊断和治疗单独或同时评估。根据高级别医生的专业差异,对主导患者的治疗会有所不同。例如,若由呼吸内科医生

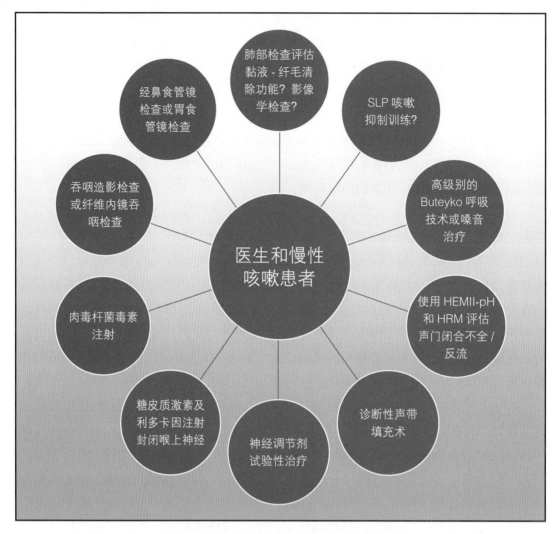

图 9-2　难治性慢性咳嗽诊疗"车轮"模式

以患者和高级别的临床医生为中心,根据病史和临床判断选择相对应的辐条。患者被"转出"至另一位专家进行诊断或治疗,然后返回"进入"进行重新评估和进一步考虑(必要时)。

主导,则喉科医生位于其中一个辐条的末端,反之亦然。根据患者前期已进行的检查评估,车轮中心的医生可能会限定于某个科室,以进行更有针对性的治疗。若患者的检查不全面,则有更多的车轮辐条项目需要检查。为排除慢性咳嗽 3 大常见病因之外的其他原因,需核对任何遗漏的检查与治疗项目,如肺功能测试或鼻内镜检查等。重要的是要知道患者还有什么选择(如患者已经进行了良好的神经调节剂的试验性治疗,或因声带麻痹进行了声带填充术)。

　　临床医师根据患者症状及经验初步推测慢性咳嗽的病因,决定患者就诊高级别医生或评估的顺序。长期吸烟的慢性咳嗽患者需首先排除恶性肿瘤,或具有恶变风险的疾病。虽然食管、气管、肺部和头颈部的肿瘤是医生关注的焦点,但依然容易被忽视。

例如,长期吸烟的慢性咳嗽患者没有在呼吸科就诊,有吞咽固体食物或钡剂障碍的患者没有进行胃食管镜检查。伴有声嘶的慢性咳嗽患者常存在声带良性增生性疾病,持续声嘶超过 4 周或更长时间,则需进行喉镜检查以排除喉部或其他头颈部的恶性肿瘤。吸烟者在没有其他原因(复发性上呼吸道感染等)出现声嘶超过 4 周的病史更不能忽视。伴有单侧分泌性中耳炎、持续鼻塞及反复鼻出血的慢性咳嗽患者在经验性治疗前需进行鼻内镜及纤维鼻咽镜检查,以排除鼻窦或鼻咽部的肿瘤。

尽管在嗓音中心就诊的多数慢性咳嗽患者已进行了多次检查和治疗,但仍不能忽视慢性咳嗽的 3 大常见病因。由于患者前期的评估常不完善,不能完全排除这些病因。其中,最常遗漏的是反流相关的评估。此外,需确认肺部影像是否正常、是否使用血管紧张素转换酶抑制剂、有无进行变应原测试、经验性药物治疗的效果以及有无鼻腔鼻窦的影像。慢性咳嗽的病因可能是多因素的,而治疗失败可能是部分成功。嗓音中心医生应评估之前对症状有部分改善的治疗,并尝试将前期的多个诊断归结为同一个病理机制。影响肺、喉和鼻黏膜的两个常见的潜在病因是同一气道(见第三章慢性咳嗽的病因——鼻窦疾病及过敏)和胃蛋白酶介导的反流性疾病(见第五章咽喉反流性疾病的医学基础)。

大多数嗓音中心医生会对患者进行全面评估和治疗同一气道的疾病,这为发现非酸反流的病因提供最大的可能。对于伴有肺部和鼻腔鼻窦疾病的难治性慢性咳嗽患者,应当怀疑存在反流的可能,建议患者完善高分辨率食管测压和 HEMII-pH。在没有进行HEMII-pH 和高分辨率食管测压法(high-resolution manometry,HRM)的情况下,食管运动障碍、食管高位非酸反流(UES 以上)或咽部的反流事件常被忽略。HEMII-pH 和 HRM应在抗酸药治疗前或中枢神经调节剂治疗迷走神经病变前进行(详见第六章神经性咳嗽),这样可以节省医疗成本。当患者因慢性咳嗽症状非常痛苦,而 HEMII-pH 和 HRM需排队数月才能进行时,可先给予高剂量的抗酸药或神经调节剂进行试验性治疗,但前提是既往没有接受过相关的试验性药物治疗。

言语 - 语言病理学家通过咳嗽抑制治疗可以帮助患者减轻咳嗽(详见第八章咳嗽管理:言语 - 语言病理学家在慢性咳嗽治疗中的角色),在医院或社区医疗机构中强烈推荐配备可以治疗慢性咳嗽的言语 - 语言病理学家。在嗓音中心,言语 - 语言病理学家除了传授基本的咳嗽抑制方法外,还对那些讲话诱发咳嗽或咳嗽引起声带病变的患者进行嗓音治疗。言语 - 语言病理学家在一些慢性咳嗽患者的治疗中具有重要作用,大多数医生不能很好地对患者进行嗓音卫生宣教,更高级的嗓音训练技术如 Buteyko 呼吸训练更难在医生中进行。因此,高级嗓音治疗技术会被放置在一个单独的车轮辐条上,尽管不是所有的患者均需要这样的训练[9,10]。Buteyko 呼吸技术被认为是一种可显著减少慢性咳嗽的辅助治疗,并可改善相关的呼吸问题,如声带矛盾运动(详见第八章咳嗽管理:言语 - 语言病理学家在慢性咳嗽治疗中的角色和第十章慢性咳嗽未来的研究方向)。

四、精确诊断和治疗

如上所述并根据作者经验,支气管激发试验、HEMII-pH 和吞咽造影检查是以往慢性咳嗽检查中最容易被忽视的检查项目。社区医院不能常规进行支气管激发试验,但对于使用支气管扩张剂无效的患者,该检查可以帮助排除哮喘引起的咳嗽(见第二章咳嗽变异性哮喘及相关疾病)。

由于便利性问题,HEMII-pH 可能需要转诊至高级别医院进行,判断是否存在食管内及 UES 以上的非酸反流。该测试需要从患者鼻腔插入电极、探针通往咽喉食管,并携带 24 小时,患者一般均能耐受。对于拒绝 HEMII-pH 的患者,可进行海藻酸盐的试验性药物治疗。HEMII-pH 阳性的非酸反流患者在抗反流手术之前也建议海藻酸盐治疗(详见第四章反流性疾病)[11]。若患者的咳嗽与进食有关,则建议进行吞咽造影检查或纤维内镜吞咽检查(详见第七章吞咽障碍与慢性咳嗽),通过纤维喉镜判断神经功能是否正常。

值得强调的是,对于有多年甚至几十年症状的慢性咳嗽患者,明确既往未发现的慢性咳嗽病因是治疗成功的一半。最常见的例子是有反流的患者既往被告知没有反流。当 HEMII-pH 明确证实那些自身没有感觉或既往检测不到的患者确实存在非酸反流时,患者才会改变饮食、生活方式以及治疗依从性,从而治愈慢性咳嗽。并且,患者会停止无休止地查找咳嗽病因,并集中精力进行治疗。海藻酸盐可改善患者的慢性咳嗽(如果依从性好),但需口服 4~5 次 /d。因此,许多患者在调整饮食和生活方式外还需尝试其他治疗方法。神经调节剂的试验性药物治疗在反流患者中也有一定疗效。可能是因为迷走神经损伤导致括约肌功能障碍、食管运动障碍和胃排空减少(从而导致真正的反流),也导致了患者的声带轻瘫和感觉问题。若患者的食管内镜检查结果正常,对海藻酸盐的治疗无效或不能耐受,可使用神经调节剂进行治疗,若仍无效则推荐反流手术。

对于那些已经尝试了"车轮"中大部分评估和治疗手段,效果仍欠佳的患者,可尝试一些科学研究相对还较少的干预措施,或是具有诊断和治疗作用的侵入性外科手术。声带注射对一些声门闭合不全的慢性咳嗽患者(声带麻痹、萎缩或瘢痕)具有一定的治疗作用,不仅能改善声门闭合,减少发声时声门漏气,也可以治疗咳嗽(详见第十章慢性咳嗽未来的研究方向)。在喉上神经入喉处注射糖皮质激素和利多卡因封闭喉上神经,或在声带内收肌上注射肉毒素,是一些患者在其他治疗失败后的最终尝试,甚至也适用于一些证明有反流或过敏的患者(详见第十章慢性咳嗽未来的研究方向)。

对部分特定的慢性咳嗽患者可选择抗反流手术治疗,最常见的手术方式是 Nissen 胃底折叠术,而决定这些患者是否适合手术的往往是患者自身。有趣的是,作者在临床中发现仅 1% 的反流患者会选择并完成抗反流手术。咽部反流事件或 UES 反流事件数量增多并不意味着患者应该进行胃底折叠术。相反，在嗓音中心就诊的一些患者，已在消化内科治疗数年并仍有持续反流，这些患者也未被推荐进行胃底折叠术。可能是因为患者的胃食管镜检查正常，质子泵抑制剂可以控制酸反流。而那些迫切希望缓解咳嗽，愿意承担相关风险的患者，往往是胃底折叠术的适应证。大多数慢性咳嗽患者在考虑胃底折叠术前会尝试各种可能的治疗。若患者针对已知的反流事件用尽了各种治疗方法后，咳嗽仍显著影响生活质量，可选择咨询普外科或胸外科医师是否可手术干预。其他抗反流手术治疗难治性慢性咳嗽的研究较少[12~14]。胃底折叠术可以同时治疗食管裂孔疝，并将胃顶部包裹在食管底部，从而收紧食管下括约肌，并形成单向阀门。

　　胃底折叠术改变了慢性咳嗽患者的生活。对于 HEMII-pH 和 HRM 确诊为咽喉反流的慢性咳嗽患者，即使在测试中反流事件与咳嗽没有明显的相关性[15~17]，胃底折叠术缓解咳嗽的成功率仍然非常高。胃底折叠术的副作用主要是短暂的吞咽障碍，无法打嗝或呕吐。哮喘并伴有难治性慢性咳嗽患者可选择支气管热成形术（详见第二章咳嗽变异性哮喘及相关疾病）[18]。抗反流手术和支气管热成形术在患者好转之前均有一定的副作用，普外科或呼吸介入科医生需充分告知患者手术的风险及术后的转归。

　　综上所述，嗓音中心医生应对难治性慢性咳嗽患者所有的诊疗信息进行综合分析，安排了解咳嗽和呼吸困难的言语 - 语言病理学家参与治疗，并在必要时按照主治医师安排的最有可能成功的顺序，按"诊疗车轮"上的所有条目进行。嗓音中心慢性咳嗽团队主导者常是对慢性咳嗽感兴趣的喉科医生或其他耳鼻咽喉科医生，并能熟练采用频闪喉镜评估喉功能。

五、思维拓展

　　根据作者经验，非酸性咽喉反流是慢性咳嗽的最常见原因，患者常就诊于高级别的嗓音中心。在 UES 处和 UES 上方获得的阻抗信息对咽喉反流的诊断具有重要的作用。不少患者进行了其他反流测试，但未进行 HEMII-pH 和 HRM。HRM 研究显示食管运动功能障碍可能是慢性咳嗽的一个病因（特别是食管蠕动功能障碍的贲门失弛缓症患者），可以明确一些慢性咳嗽的病因。当 HEMII-pH 证实患者为非酸反流时，海藻酸盐将作为主要治疗药物。

　　慢性咳嗽患者就诊时医生应对检查结果进行综合分析，回顾病例并对车轮辐条中的各个项目进行评估。临床医生何时寻求高级别医生帮助或转诊取决于自身临床技能。然而,很多患者在没有进行客观测试的情况下,经历了反复试验性的药物治疗或错误的诊断,例如初级保健医生诊断的哮喘,或耳鼻咽喉科医生诊断的咽喉反流。咽喉反流并不能引起所有喉部症状,包括慢性咳嗽,即并非所有患者都患有咽喉反流。这在耳鼻咽喉科医生诊断咽喉反流的患者中较为普遍,如未使用频闪喉镜评估声带病变的患者或长期使用质子泵抑制剂治疗无效的患者。哮喘也常被误诊,经过几十年药物吸入治疗的哮喘很难被认为是误诊或不完整的诊断。儿童慢性咳嗽未能进行反流的客观检查,可能更易被诊断为哮喘。因此,推荐这类患儿在成年后进行客观的反流检查。儿童哮喘可能是反流物对喉部或肺部的损伤导致,可能并非真正的哮喘。此外,需警惕特发性肺纤维化等疾病,特别是对伴有不受控制的胃食管反流症状的患者,如烧心或反酸。

虽然本章认为未确诊的咽喉反流可能是持续性和难治性慢性咳嗽的常见病因,但值得强调的是慢性咳嗽的诊疗需要一个团队。临床医生需综合考虑慢性咳嗽的病因,并请相关科室医生会诊进行协助诊治。当出现患者检查缺失或不完整时,嗓音中心医生应将患者转诊至言语 - 语言病理学家、呼吸内科、变态反应科、鼻科和消化内科医生,这种处理至关重要。

六、本章要点

1. 嗓音中心由受过专科培训的喉科医生及擅长治疗咳嗽和嗓音问题的言语 - 语言病理学家组成,在慢性咳嗽的治疗中常为漏斗形诊疗模式的底部,比其他专业医生主导的慢性咳嗽诊疗模式具有更好的效果。

2. 嗓音中心临床医生诊治慢性咳嗽的灵活流程比固定的诊疗流程更有效。评估患者既往的检查结果,分析慢性咳嗽"诊疗轮"上还有哪些检查未做,可能会更精确的诊断及治疗慢性咳嗽。

3. 支气管激发试验、客观的吞咽功能评估(如 VFSS 和 FEES)以及结合双 pH、HEMII-pH 及高分辨率食管测压的反流检查,是难治性慢性咳嗽患者最常用的评估工具。这些评估需根据病史进行筛选以协助慢性咳嗽的病因诊断。

4. 作者所在的嗓音中心,非酸反流是引起慢性咳嗽的最常见病因。

(译者　徐新林　邹剑)

参 考 文 献

1. Blonski W, Vela MF, Castell DO. Comparison of reflux frequency during prolonged

multichannel intraluminal impedance and pH monitoring on and off acid suppression therapy. *J Clin Gastroenterol.* 2009;43(9):816.

2. Hoppo T, Sanz AF, Nason KS, et al. How much pharyngeal exposure is "normal"? Normative data for laryngopharyngeal reflux events using hypopharyngeal multichannel intraluminal impedance (HMII). *J Gastrointest Surg.* 2012;16(1):16–25.

3. Samuels TL, Johnston N. Pepsin as a marker of extraesophageal reflux. *Ann Otol Rhinol Laryngol.* 2010;119(3):203.

4. Ummarino D, Vandermeulen L, Roosens B, Urbain D, Hauser B, Vandenplas Y. Gastroesophageal reflux evaluation in patients affected by chronic cough: restech versus multichannel intraluminal impedance/pH metry. *Laryngoscope.* 2013;123(4):980–984.

5. Pratter MR, Brightling CE, Boulet LP, Irwin RS. An empiric integrative approach to the management of cough. *Chest.* 2006;129(1):222S–231S.

6. Francis DO, Rymer JA, Slaughter JC, et al. High economic burden of caring for patients with suspected extraesophageal reflux. *Am J Gastroenterol.* 2013;108(6): 905–911.

7. Carroll TL, Werner A, Nahikian K, Dezube A, Roth DF. Rethinking the laryngopharyngeal reflux treatment algorithm: Evaluating an alternate empiric dosing regimen and considering up-front, pH-impedance, and manometry testing to minimize cost in treating suspect laryngopharyngeal reflux disease. *Laryngoscope.* 2017;127:S1–S13.

8. Reimer C. Safety of long-term PPI therapy. *Best Pract Res Clin Gastroenterol.* 2013; 27(3):443–454.

9. West JB. *Respiratory Physiology: The Essentials.* Philadelphia, PA: Wolters Kluwer/ Lippincott Williams Wilkins; 2014.

10. Cowie RL, Conley DP, Underwood MF, Reader PG. A randomised controlled trial of the Buteyko technique as an adjunct to conventional management of asthma. *Respir Med.* 2008;102(5):726–732.

11. McGlashan JA, Johnstone LM, Sykes J, Strugala V, Dettmar PW. The value of a liquid alginate suspension (Gaviscon Advance) in the management of laryngopharyngeal reflux. *Eur Arch Otorhinolaryngol.* 2009;266(2):243–251.

12. Bell R, Lipham J, Louie B, et al. Laparoscopic magnetic sphincter augmentation versus double-dose proton pump inhibitors for management of moderate-to-severe regurgitation in GERD: a randomized controlled trial [published online ahead of print July 18, 2018]. *Gastrointest Endosc.* http://www.sciencedirect.com/science/article/pii/ S0016510718328487.

13. Rebecchi F, Allaix ME, Cinti L, Nestorović, M, Morino, M. (2018). Comparison of the outcome of laparoscopic procedures for GERD. *Updates Surg,* 1–7.

14. McCarty TR, Itidiare M, Njei B, Rustagi T. Efficacy of transoral incisionless fundoplication for refractory gastroesophageal reflux disease: a systematic review and meta-analysis. *Endoscopy.* 2018;50(07):708–725.

15. Hoppo T, Komatsu Y, Jobe BA. Antireflux surgery in patients with chronic cough and abnormal proximal exposure as measured by hypopharyngeal multichannel intraluminal impedance. *JAMA Surg.* 2013;148(7):608–605.

16. Carroll TL, Nahikian K, Asban A, Wiener D. Nissen fundoplication for laryngopharyngeal reflux after patient selection using dual pH, full column impedance testing: a pilot study. *Ann Otol Rhinol Laryngol.* 2016;125(9):722–728.

17. Komatsu Y, Hoppo T, Jobe BA. Proximal reflux as a cause of adult-onset asthma: the case

for hypopharyngeal impedance testing to improve the sensitivity of diagnosis. *JAMA Surg.* 2013;148(1):50–58.

18. Torrego A, Sola I, Munoz AM, et al. Bronchial thermoplasty for moderate or severe persistent asthma in adults. *Cochrane Database Syst Rev.* 2014;(3):CD009910.

第十章

慢性咳嗽未来的研究方向

一、概　　述

咳嗽是一种由喉内感受器触发的正常生理反射,可避免声门以下的气道受到外来异物的影响。这种反射可被任一外源性或内源性的刺激所激活,上呼吸道感染、吸烟、肺部疾病、反流性疾病、鼻后滴漏综合征及 ACEI 的使用均可诱发咳嗽反射[1~9]。当咳嗽治疗无效且难以控制时,在没有器质性病因(如上呼吸道感染)的情况持续 8 周以上时,可诊断为慢性咳嗽[10,11]。虽然咳嗽的病因和诱发因素并不明确,但目前的证据表明上呼吸道感染、哮喘或暴露于慢性刺激物的个体更易发生咳嗽。慢性咳嗽通常始于咽喉部的偶发痒感或异物感,继而迅速转变为咳嗽发作,并可伴有尿失禁、头晕或晕厥事件,严重影响患者生活质量,甚至导致社会孤立和公共场所恐惧症[12~14]。外部因素(如有毒气体、气温变化、运动)、内部因素(如鼻后滴漏综合征、胃食管反流性疾病、咽喉反流性疾病)或心理因素(如压力、焦虑)都可能导致症状加重。因此,目前慢性咳嗽的最佳治疗方案强调药物治疗(如抗反流药物)与行为干预(如咳嗽抑制疗法)的综合治疗。

慢性咳嗽的症状具有多样性,且其潜在的发病机制尚不清楚,因此慢性咳嗽的诊治仍是一个复杂的临床难题。研究引起慢性咳嗽的可能机制并找到相应的治疗方法,对研究者来说仍是一个严峻的挑战。前文介绍了咳嗽的病理生理学以及常见病因,并探讨了相关的治疗方法以及针对复杂咳嗽患者的四级诊疗方案。本章将着重描述目前慢性咳嗽的临床转化研究及新兴的治疗方法。虽然其中的一些观念还存在争议且研究得不够透彻,但它们却是当前先进疗法的基础。

二、咳嗽的潜在发生机制和治疗意义

1. 异常声门反射的潜在机制

由炎症、病毒、机械或化学因素引起的异常声门反射长期被认为是产生慢性咳嗽的潜在机制。具体而言,人们认为对喉部感觉纤维的慢性刺激改变了喉部感觉-运动通路(即神经可塑性),并在暴露于刺激物时引起咳嗽反应[15]。然而,这一假设在很大程度上仍然是理论性的,相关的实证研究很少。但有幸其他医学领域的文献可以支持这一理论。

局部上皮炎症可能是导致慢性咳嗽的一个潜在机制。例如,Taramarcaz 等在声带功能障碍患者中发现了上皮炎性损伤,提示小 RNA 病毒(一种普通流感病毒的变种)感染可引起神经改变,该上皮损伤可能使喉部产生超敏反应[16]。研究还显示声门上高反应婴儿的喉上皮组织中抗原增多[17,18]。

犬模型实验和婴儿气道暴露在 pH 值低于 2.5 胃液的临床观察证明,神经可塑性改变可导致迷走神经介导的喉痉挛和呼吸暂停,继发于气道化学感受器的过度刺激[19,20]。另有研究发现,呼吸系统的传入神经不仅促进慢性刺激的传出反应,还通过趋化局部促炎因子(细胞因子)引发局部免疫反应。该免疫反应会引起炎症(即大家熟知的神经源性炎症),并会随着时间推移导致外周气道重塑[21,22]。

TRPV1 是在有害气体作用下导致气道炎症反应的受体。Couto 和 Chandra 等的研究表明,气道组织中 TRPV1 的活性在吸入辣椒素(辣椒中的活性成分)后增强。进一步的研究发现 TRPV1 可促进血管对钙离子和钠离子的通透性,从而增强神经传导功能,这就阐明了气道刺激物(如辣椒素)增加咽喉迷走神经反射的机制[15,18,23,24]。迷走神经传出运动反射能够增加肌肉收缩,产生浅快呼吸[5,16,25~27],这也可以解释为什么慢性咳嗽的患者可因轻微的喉部刺激而触发咳嗽,以及为什么患者常会感到"呼吸困难"。

2. 皮质在反射性咳嗽通路中的作用

Van den Bergh 等提出,慢性咳嗽可能更多地与巴甫洛夫式的条件反射或情感动机的影响有关,而不是与中枢或外周神经系统的直接神经可塑性反射变化有关[28]。换言之,神经连接的作用远不止于感知上皮或喉水平面的外来颗粒或刺激。行为控制和信息处理机制(如联想经验、知觉、注意力、情绪处理和社会环境)与这些周围感觉神经系统融合为一体。作者认为慢性咳嗽的罪魁祸首可能不是喉部反应阈值的改变,而是周围感觉神经系统与大脑行为机制的相互作用导致患者喉部过度的反应[28]。此外,对喉部神经刺激的研究表明,过度活跃的神经运动反应是由传入刺激的中枢处理引起的,而不是由喉部的敏感性或受体分布改变引起[20]。

此观点可能与习惯性咳嗽有关,又常被称为"心因性咳嗽"或者"抽搐性咳嗽",已有多位研究者对此进行描述[16~19]。虽然大多数文献都是有关儿童的,但成人通常也可表现出相似的临床特点。习惯性咳嗽的典型病史表现为持续整天的干咳和鸣笛样的慢性咳嗽,但症状在夜间消失[29]。虽然本病可继发于上呼吸道疾病,但其定义与神经源性咳嗽不同,后者更严格地说被认为是一种外周神经和脑干反射的障碍。由于目前尚无具体证据证明习惯性咳嗽的存在,所以此病仍有争议。尽管如此,在评估和治疗各检查结果正常的慢性咳嗽时,仍需考虑该类型的慢性咳嗽。皮质因素可能在该类型慢性咳嗽的行为治疗中发挥重要作用。这些行为干预可以减轻咳嗽的严重程度,包括咳嗽抑制疗法、言语疗法、正念、冥想、暗示疗法、生物疗法和行为认知疗法[30-32]。然而,这些干预与认知过程是如何相互作用的仍需进一步研究。

有动物研究发现,利用逆转录病毒可以识别与咳嗽和上气道高反应性相关的通路,该研究结果可用以推测目前已知的皮层和皮层下的影响。具体来说,大脑的感觉运动皮层在感受阻力负荷增加时变得活跃,表明机械刺激(机械感受器)对大脑的这一区域有直接影响,而对化学刺激(化学感受器)没有直接影响。脑岛和扣带皮层可能更多的与情感处理有关,而不是对感觉的严重程度进行区分处理。这两个皮层区域被认为通过将情感和认知归因于感官体验,在感知喉部刺激物引起不愉快体验中发挥作用[33]。大脑的这一区域也可能是激发咳嗽冲动的位置。脑部这些区域在咳嗽行为方面的研究,未来需要更深入。关于喉部实际阈值反应和情感因素影响喉部高敏感性的前瞻性实验也需要进一步研究,以确定神经、免疫和心理因素在慢性咳嗽中的作用。

三、新型药理学和外科治疗手段

为解决以运动-感觉神经性病变为基础的慢性咳嗽症状,提出了新型药理学和外科治疗方法,这与传统的对症治疗方法不同。神经调节剂如加巴喷丁、阿米替林、普瑞巴林和巴氯芬等已成为治疗慢性神经源性咳嗽的一线药物,其疗效虽有差异,但总体是有效的。这些药物已在本书和近年来许多的系统综述中进行了评价[34-37]。

1. 曲马多

2009年,一份使用曲马多治疗慢性咳嗽的个案被报道[38]。最近,Dion等发表了1篇有关16例神经源性咳嗽患者的前瞻性病例研究,这些患者按每8小时服用50mg的曲马多进行治疗[39],通过使用咳嗽严重程度指数(CSI)和莱切斯特咳嗽调查问卷(LCQ)来评估治疗前后的症状情况,受试者接受14天治疗并完成以上调查问卷。作者发现使用曲马多治疗后平均得分有显著改善,具有统计学差异。曲马多的副作用很小,最常见的副作用为嗜睡,据报告16名受试者中有4名出现嗜睡表现[39]。

2. 声门闭合不全与慢性咳嗽

声门闭合不全被认为是慢性咳嗽的潜在病因,目前已有研究表明声带填充术在治疗慢性咳嗽中具有一定作用。声带填充术的目的是通过使用可注射的植入物(或填充物),抑或通过声带内移成形术(通过外科手术在声带内置入固体植入物)来改善声门闭合。注射填充术可以在手术室全麻下进行,也可以在门诊局部麻醉下进行,手术步骤包括在声带中插入细针,并注入适当的填充物。目前已经报道的多种手术技术[40-42]其目的均为使声带在声门周期中可完全闭合。图10-1显示了声带注射填充术前、术后的声门闭合图像。

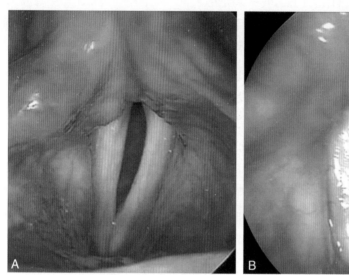
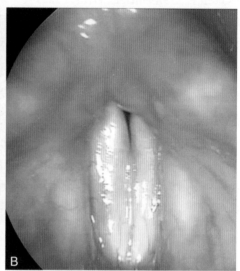

图 10-1   声带注射填充术前与术后对比
A. 声带注射填充术前   B. 声带注射填充术后

Crawley 等在 2015 年首次描述了采用声带注射填充术治疗 6 例慢性咳嗽患者,其中 5 例伴有声带麻痹的慢性咳嗽患者在注射治疗后 CSI 评分改善[43]。近期,Litts 等报道了 23 例回顾性病例,其中大多数患者(23 例中有 21 例)声门闭合不全的病因是声带萎缩,2 例为声带沟和单侧声带麻痹,14 例接受行为治疗后症状减轻。其中 21 例患者使用 Rediesse 凝胶进行声带填充,另 2 例填充 Restylane。19 例患者在门诊进行填充手术,4 例在手术室中进行。23 例患者中有 18 例接受双侧声带填充术,在治疗前后分别对受试者进行 CSI 评分,注射术后患者的 CSI 评分显著降低。此外,研究还发现有 11 名受试者注射术后 4 个月注射材料出现吸收,患者症状出现复发,其中 8 名患者随后进行了永久性的喉成形术[44]。

3. 肉毒杆菌毒素

甲杓肌注射肉毒杆菌毒素也可用于治疗慢性咳嗽。与此相关的最早报道是 Sipp 等将肉毒杆菌毒素注射到 3 个患有难治性、习惯性咳嗽儿童的甲杓肌内。作者描述了在直达喉镜下向患儿的双侧甲杓肌各注射 5U 的 A 型肉毒杆菌毒素,3 位受试者在术后咳嗽症状均消失,尽管有1位患者的症状是在术后立即消失,远远早于已知的肉毒杆菌毒素的作用高峰[45]。

Chu等描述了在4个成人患者中使用肉毒杆菌毒素治疗慢性咳嗽的小型病例研究,结果显示在患者双侧甲杓肌分别注射平均剂量4U的肉毒杆菌毒素7次后,咳嗽症状完全消失[46]。随后,Sasieta等发表了22例回顾性病例研究,通过在双侧甲杓肌内注射A型肉毒杆菌毒素以治疗慢性咳嗽。治疗成功的衡量标准为:在肉毒杆菌素注射治疗2个月后,通过电话评估,患者咳嗽症状的主观改善大于或等于50%。作者报道22名患者中有11名(50%)在治疗后自我感觉咳嗽症状的严重程度改善了50%甚至更多。报告中也提到术后会发生短暂的液体吞咽困难和发声困难等轻微的并发症[47]。

4. 喉上神经阻滞

最近有学者提出,局部区域喉上神经阻滞麻醉的新方法可以通过减轻喉部的超敏反应和调节神经反馈回路来治疗慢性咳嗽。Simpson等在最近的一项回顾性研究中报道了18名慢性咳嗽患者接受喉上神经阻滞治疗的过程。手术过程为通过27号针头,在甲状舌骨膜后外部的喉上神经内支入喉处,注射50∶50的长效颗粒类固醇溶液和局部麻醉剂。18例患者中,13例为单侧注射,5例为双侧注射,在单侧注射的患者中10例为左侧注射。每个患者平均进行2.4次喉上神经阻滞,平均随访85.4天。疗效通过治疗前后的CSI评分来衡量,这些评分从治疗前的平均26.8分显著降低到治疗后的14.6分[48]。

四、思维拓展

慢性咳嗽作为一种临床症状已被认识长达一个多世纪,但其潜在机制仍不甚清楚。然而,不同的临床表现和触发类型提示其发病机制可能具有多样性。声音嘶哑、呼吸困难和咽部梗阻感等临床表现已被归因于慢性咳嗽。但目前尚不清楚哮喘、声带矛盾运动和肌紧张性发音障碍是否应该归入慢性咳嗽的综合征,它们是否是疾病不同时期的表现,或者虽然同时发生,但病理机制却不同。不幸的是,由于慢性咳嗽与其他喉或肺的病理改变在临床表现上有重叠,并且对这些临床表现的潜在机制理解不足,所以这些疾病常被合并在同一个广义的术语名称中(例如喉易激惹综合征)。这种归类方法的缺点是,症状相似但并不意味着驱动这些临床表现的潜在机制也相同。因此,更多的关注喉部的特征反应和导致喉功能障碍的机制可能是指导未来研究和临床治疗的有效方法,而不是根据症状或诱因进行病理分型。

喉的功能可分为 3 类：气道保护（入口守卫）、通气调节（呼吸通道）和发声。这些功能背后的机制是各种生理、神经和生物力学系统的一部分。这些系统代表了各实体之间的关系，这些实体本身是独特的一部分，由子部分组成，而它们本身又是一个更大整体的子部分。整体的概念不同于层级关系，整体可以是从属关系也可以是互相转化的关系。就概念而言，这可被认为是多组具有可互换部件的嵌套组件。例如，咳嗽和呼吸的神经通路在延髓的疑核中穿梭并交叉，尽管两者的神经生理学和脑干结构有重叠，但是脑干内的放电模式会根据上游大脑皮质传入的信号而改变，从而导致不同的喉行为，如咳嗽和呼吸[2]。这可能是为什么痉挛性发声障碍（一种局灶性喉肌张力障碍性疾病）的患者能正常咳嗽、笑和哭，却不能正常说话[49]。

喉是下呼吸道的入口，具有保护功能。因此，声带呈隔板状并不是巧合，其"下翻的游离缘"起到单向阀门的作用[50]。为防止大颗粒物质进入气道，喉部的直径也小于气管和其他喉下组织。这种保护方式也并非万无一失，任何能通过喉的物体最终都不可避免地进入支气管（通常是右侧支气管）[50,51]。喉的保护行为可表现为各种声门反射（如咳嗽、吸气、吞咽、呼吸暂停和呼气反应），这些反射包括不同程度的声带收缩和短暂的呼吸暂停[23,52~55]。

针对咳嗽而言，咳嗽反射是对刺激物的迷走神经反应，受声门上或声门区化学感受器的影响，这种反射可阻止吸入的异物进入肺部气体交换区。咳嗽的特征性表现为急剧的吸气相后一个气体压缩相和快速的冲击排出相[56~59]。在反射性咳嗽时，声带、杓会厌皱襞、杓横/斜肌共同组成一个连续的括约肌环，完全封闭喉入口[60]。当声门挤压时，胸腔内压力增高至 250~300mmHg。同时腹部收缩，声门突然开放，并以 12L/s 的流速呼出空气。喉内收肌群（环杓侧肌、杓间肌和甲杓肌）产生声门压，而环杓后肌（可能还有环甲肌）激活使声带迅速外展，以清理气道。在声门闭合和呼气期间，肋间肌和腹部呼吸肌及喉内肌共同收缩[2]。当该系统出现高反应性或敏感性增高时，这些行为反应可能会以慢性咳嗽或喉痉挛的形式出现。

相反，当喉部承担呼吸通道的作用时，为了通气的需要，喉部与肺部肌肉紧密结合，在一个呼吸周期到下一个呼吸周期的过程中，维持适当水平的胸腔内压和肺内压。这不同于咳嗽或其他气道保护（如吞咽）的短反射模式。发挥呼吸作用时，喉只在呼吸任务期间部分关闭，以产生适当水平的声门下压、跨声门压和肺内压[2,61]。喉上结构也有助于维持适当的吸气压力，然而，压力过大会导致呼吸障碍。例如，鼻腔狭窄尤其是合并软腭过长时，已被证明会在喉入口上方产生过度的吸气负压，从而导致喉室外翻。这种负压"反复将喉室软组织从隐窝吸入喉腔内"，会引起喘鸣和呼吸困难[50]。

这些喉-呼吸模式对于不同的生物和能量代谢需求也很重要。例如,在长时间或剧烈活动期间,呼吸驱动力增强,喉部与肺系统协同工作以减少肺部肌肉的负荷,增加通气能力,用以满足整个呼吸系统的代谢需求。为完成这种模式,需通过杓状软骨运动以增加喉内横断面直径[50]。当上下呼吸道之间协调障碍时,将导致从一个呼吸循环到下一个呼吸循环的声带运动模式异常,临床上称为运动诱发的声带矛盾运动(E-PVFM),表现为吸气时声带反常性向中线内收。

喉在气道保护和通气两个不同功能之间的生理性差异,凸显了将相应的功能障碍作为单独的疾病来治疗的重要性(分别是慢性咳嗽和PVFM)。前者的肺-喉模式表现为急性反射性神经肌肉激活,可导致急性呼吸暂停事件(如咳嗽)。事实上,咳嗽暂时抑制通气,以保护呼吸道。后者的模式会导致周期性的呼吸紊乱,引起呼吸困难。生理模式和代谢需求的机制差异表明,慢性咳嗽和PVFM(如运动诱发的PVFM)可能是独立的实体,在未来的研究设计和临床治疗方案制定时应将两者区别对待。

图10-2是系统评估喉功能和相关病理症状机制的分析框架图。此框架图虽不全面,但其目的是阐明治疗喉相关病理改变(如慢性咳嗽和PVFM)的益处。这种方法可以涉及与喉功能有关的正常生理机制的研究(呼吸调节、气道保护和交流),结构或解剖起源的影响研究(喉上、喉及喉下水平),病理相关机制的案例研究以及由此产生的病理生理症状(如呼吸困难、咳嗽、发声困难)。

五、本 章 要 点

1. 近年来临床医生和科学家致力于强调使用多学科方法研究慢性咳嗽,这将使慢性咳嗽的诊断、治疗和管理进入一个崭新的阶段。

2. 慢性咳嗽的新型治疗方法包括利多卡因阻滞喉上神经、喉内肌注射肉毒杆菌毒素、声带注射填充术治疗声门闭合不全引起的咳嗽以及使用神经调节药物。

3. 临床转化研究在阐明咳嗽的生物化学、病理生理机制和作用途径,与将这些研究应用于有意义的、持久的慢性咳嗽治疗方面同等重要。

4. 诊治慢性咳嗽的一个根本难点是多种致病因素参与疾病的发生发展过程,这些病因从细胞到呼吸系统的多器官水平均存在相互作用。因此,跨学科和跨领域的协作研究才是未来最好的研究方向。

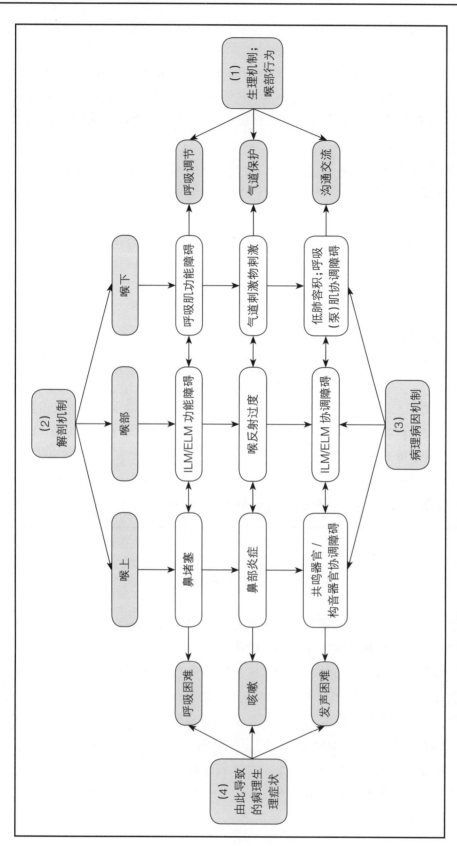

图 10-2　包括咳嗽、呼吸困难和其他喉相关病理在内的多种喉行为的生理病理机制（ILM=喉内肌，ELM=喉外肌）

（译者　马艳利　邹剑）

参 考 文 献

1. Bolser DC, Davenport PW. Functional organization of the central cough generation mechanism. *Pulm Pharmacol Ther*. 2002;15(3):221–225.

2. Bolser DC, Poliacek I, Jakus J, Fuller DD, Davenport PW. Neurogenesis of cough, other airway defensive behaviors and breathing: a holarchical system? *Respir Physiol Neurobiol*. 2006;152(3):255–265.

3. Boushey HA, Richardson PS, Widdicombe JG. Reflex effects of laryngeal irritation on the pattern of breathing and total lung resistance. *J Physiol*. 1972;(2): 501–513.

4. Cobeta I, Pacheco A, Mora E. The role of the larynx in chronic cough. *Acta Otorrinolaringol Esp*. 2013;64(5):363–368. doi:10.1016/j.otorri.2012.10.001

5. Fontana GA, Lavorini F. Cough motor mechanisms. *Respir Physiol Neurobiol*. 2006; 152(3):266–281.

6. Irwin RS, Curley FJ, French CL. Chronic cough: the spectrum and frequency of causes, key components of the diagnostic evaluation, and outcome of specific therapy. *Am Rev Respir Dis*. 1990;141(3):640–647.

7. Rolla G, Colagrande P, Magnano M, et al. Extrathoracic airway dysfunction in cough associated with gastroesophageal reflux. *J Allergy Clin Immunol*. 1998; 102(2):204–209.

8. Vertigan AE, Bone SL, Gibson PG. Laryngeal sensory dysfunction in laryngeal hypersensitivity syndrome. *Respirology*. 2013;18(6):948–956. doi:10.1111/ resp.12103

9. Widdicombe JG. Afferent receptors in the airways and cough. *Respir Physiol*. 1998; 114(1):5–15.

10. Chung KF. Chronic "cough hypersensitivity syndrome": a more precise label for chronic cough. *Pulm Pharmacol Ther*. 2011;24(3);267–271.

11. Milgrom H, Corsello P, Freedman M, Blager FB, Wood RP. Differential diagnosis and management of chronic cough. *Compr Ther*. 1990;16(10);46–53.

12. Dicpinigaitis PV, Lim L, Farmakidis C. Cough syncope. *Respir Med*. 2014;108(2): 244–251. doi:10.1016/j.rmed.2013.10.020

13. Minassian VA, Drutz HP, Al-Badr A. Urinary incontinence as a worldwide problem. *Int J Gynaecol Obstet*. 2003;82(3):327–338. doi:10.1016/S0020-7292(03) 00220-0

14. Puetz TR, Vakil N. Gastroesophageal reflux-induced cough syncope. *Am J Gastroenterol*. 1995;90(12):2204–2206.

15. Morrison M, Rammage L, Emami AJ. The irritable larynx syndrome. *J Voice*. 1999; 13(3):447–455.

16. Taramarcaz P, Grissell TV, Borgas T, Gibson PG. Transient postviral vocal cord dysfunction. *J Allergy Clin Immunol*. 2004;114(6):1471.

17. Ayres JG, Mansur AH. Vocal cord dysfunction and severe asthma: considering the total airway. *Am J Respir Crit Care Med*. 2011;184(1):2–3.

18. Chandra RK, Gerber ME, Holinger LD. Histological insight into the pathogenesis of severe laryngomalacia. *Int J Pediatr Otorhinolaryngol*. 2001;61(1):31–38.

19. Orenstein SR. An overview of reflux-associated disorders in infants: apnea, laryngospasm, and aspiration. *Am J Med*. 2001;111(8):60–63.

20. Thach MD, Bradley T. Reflux associated apnea in infants: evidence for a laryngeal

chemoreflex. *Am J Med.* 1997;103(5):120S–124S.

21. Barnes PJ. Neurogenic inflammation in the airways. *Respir Physiol.* 2001;125(1): 145–154.

22. Weigand LA, Undem BJ. Allergen-induced neuromodulation in the respiratory tract. http://www.karger.com/Article/Abstract/336508. Published 2012. Accessed October 7, 2014.

23. Couto M, de Diego A, Perpiñi M, Delgado L, Moreira A. Cough reflex testing with inhaled capsaicin and TRPV1 activation in asthma and comorbid conditions. *J Investig Allergol Clin Immunol.* 2013;23(5):289–301.

24. Morris MJ, Deal LE, Bean DR, Grbach VX, Morgan JA. Vocal cord dysfunction in patients with exertional dyspnea. *Chest.* 1999;116(6):1676–1682.

25. Gimenez LM, Zafra H. Vocal cord dysfunction: an update. *Ann Allergy Asthma Immunol.* 2011;106(4):267–274.

26. Ibrahim WH, Gheriani HA, Almohamed AA, Raza T. Paradoxical vocal cord motion disorder: past, present and future. *Postgrad Med J.* 2007;83(977):164–172.

27. Reidenbach MM. Aryepiglottic fold: normal topography and clinical implications. *Clin Anat.* 1998;11(4):223–235.

28. Van den Bergh O, Van Diest I, Dupont L, Davenport PW. On the psychology of cough. *Lung.* 2012;190(1):55–61.

29. Haydour Q, Alahdab F, Farah M, et al. Management and diagnosis of psychogenic cough, habit cough, and tic cough: a systematic review. *Chest.* 2014;146(2): 355–372.

30. Young EC, Brammer C, Owen E, et al. The effect of mindfulness meditation on cough reflex sensitivity. *Thorax.* 2009;64(11):993–998. doi:10.1136/thx.2009.116723

31. Labbé EE. Biofeedback and cognitive coping in the treatment of pediatric habit cough. *Appl Psychophysiol Biofeedback.* 2006;31(2):167–172. doi:10.1007/s10484006-9007-5

32. Powell C, Brazier A. Psychological approaches to the management of respiratory symptoms in children and adolescents. *Paediatr Respir Rev.* 2004;5(3):214–224. doi:10.1016/j.prrv.2004.04.010

33. Davenport PW, Vovk A. Cortical and subcortical central neural pathways in respiratory sensations. *Respir Physiol Neurobiol.* 2009;167(1):72–86.

34. Giliberto JP, Cohen SM, Misono S. Are neuromodulating medications effective for the treatment of chronic neurogenic cough? *Laryngoscope.* 2017;127(5):1007.

35. Cohen SM, Misono S. Use of specific neuromodulators in the treatment of chronic, idiopathic cough: a systematic review. *Otolaryngol Head Neck Surg.* 2013;148(3):374–382.

36. Dicpinigaitis PV. Current and future peripherally-acting antitussives. *Respir Physiol Neurobiol.* 2006;152(3):356–362.

37. Gibson PG, Vertigan AE. Speech pathology for chronic cough: a new approach. *Pulm Pharmacol Ther.* 2009;22(2):159–162.

38. Louly PG, Medeiros-Souza P, Santos-Neto L. N-of-1 double-blind, randomized controlled trial of tramadol to treat chronic cough. *Clin Ther.* 2009;31(5):1007–1013.

39. Dion GR, Teng SE, Achlatis E, Fang Y, Amin MR. Treatment of neurogenic cough with tramadol: a pilot study. *Otolaryngol Head Neck Surg.* 2017;157(1):77–79.

40. Mallur PS, Rosen CA. Vocal fold injection: review of indications, techniques, and materials for augmentation. *Clin Exp Otorhinolaryngol.* 2010;3(4):177.

41. Sulica L, Rosen CA, Postma GN, et al. Current practice in injection augmentation of the vocal folds: indications, treatment principles, techniques, and complications.

Laryngoscope. 2010;120(2):319–325.

42. Amin MR. Thyrohyoid approach for vocal fold augmentation. *Ann Otol Rhinol Laryngol.* 2006;115(9):699–702.

43. Crawley BK, Murry T, Sulica L. Injection augmentation for chronic cough. *J Voice.* 2015;29(6):763–767.

44. Litts JK, Fink DS, Clary MS. The effect of vocal fold augmentation on cough symptoms in the presence of glottic insufficiency. *Laryngoscope.* 2018;128(6): 1316–1319.

45. Sipp JA, Haver KE, Masek BJ, Hartnick CJ. Botulinum toxin A: a novel adjunct treatment for debilitating habit cough in children. *Ear Nose Throat J.* 2007;86(9): 570–572.

46. Chu MW, Lieser JD, Sinacori JT. Use of botulinum toxin type A for chronic cough: a neuropathic model. *Arch Otolaryngol Head Neck Surg.* 2010;136(5):447–452.

47. Sasieta HC, Iyer VN, Orbelo DM, et al. Bilateral thyroarytenoid botulinum toxin type A injection for the treatment of refractory chronic cough. *JAMA Otolaryngol Head Neck Surg.* 2016;142(9):881–888.

48. Simpson CB, Tibbetts KM, Loochtan MJ, Dominguez LM. Treatment of chronic neurogenic cough with in-office superior laryngeal nerve block. *Laryngoscope.* 2018; 128(8):1898–1903.

49. Ludlow CL. Central nervous system control of the laryngeal muscles in humans. *Respir Physiol Neurobiol.* 2015;147(2):205–222.

50. Kirchner JA. The vertebrate larynx: adaptations and aberrations. *Laryngoscope.* 1993;103(10):1197–1201.

51. Brooks S. Anatomy of the cough reflex. *Cough.* 2011;7(10):1–26.

52. Eccles R. Upper airway reflexes and involvement of the lower airway. *Lung Biol Health Dis.* 2003;181:87–99.

53. Murakami Y, Kirchner JA. Respiratory movements of the vocal cords. An electromyographic study in the cat. *Laryngoscope.* 1972;82(3):454–467.

54. Murakami Y, Kirchner JA. Mechanical and physiological properties of reflex laryngeal closure. *Ann Otol Rhinol Laryngol.* 1972;81(1):59.

55. Widdicombe J. Respiratory reflexes. In: Holgate ST, Koren HS, Samet JM, Maynard RL, eds. *Air Pollution and Health.* London, UK: Elsevier; 1999:325–340.

56. Butani L, O'Connell EJ. Functional respiratory disorders. *Ann Allergy Asthma Immunol.* 1997;79(2):91–101.

57. Hoyte FC. Vocal cord dysfunction. *Immunol Allergy Clin North Am.* 2013;33(1): 1–22.

58. Kenn K, Balkissoon R. Vocal cord dysfunction: what do we know? *Eur Respir J.* 2011; 37(1):194–200. doi:10.1183/09031936.00192809

59. Sasaki MDCT, Weaver MDEM. Physiology of the larynx. *Am J Med.* 1997;103(5): 9S–18S.

60. Lumb AB. Functional anatomy of the respiratory tract. In: *Nunn's Applied Respiratory Physiology.* 7th ed. London, UK: Elsevier; 2010:13–26.

61. Gautier H, Remmers JE, Bartlett D. Control of the duration of expiration. *Respir Physiol,* 1973;18(2):205–221.

关键词索引

A

阿米替林　82,84
阿司匹林加重呼吸道疾病　16
暗示疗法　145

B

巴氯芬　81,84
白介素 -5　17
白三烯　17
白三烯调节剂　22,24
贲门失弛缓症　102
鼻后滴漏综合征　4,35,143
鼻息肉　8,17,32
鼻中隔偏曲　36,37
变应性鼻炎　30,31,35
变应原　17,34
表面活性剂　41
病毒感染后迷走神经病变　36,86
玻尔效应　123

C

长效 β 受体激动剂　22,23
传入神经　2,77

D

单纯疱疹病毒　36
胆汁酸　68
淀粉样变性　7

动机性访谈　119
短效 β 受体激动剂　21,24
多重化学物敏感症　37

E

儿童哮喘　140

F

发声障碍　95,116
反流　53,91,132
反流症状指数量表　7,64,114
非变应性鼻炎　30,32
非变应性鼻炎伴嗜酸性粒细胞增多症　32,36
非酸反流　4,8,140
非甾体抗炎药　17,94
肺活量　119
肺泡气二氧化碳分压　123
腹腔镜　57,67

G

改良钡餐吞咽检查　93,96
感觉神经　2,144
高反应性　16,31
高分辨率食管测压　68,100
高分辨咽测压仪　104
高收缩食管　103
功能失调性呼吸　121,122
过度通气综合征　122
过敏性敬礼　7
过敏性眼晕　7

H

海藻酸盐　138,140
喉成形术　146
喉感觉神经病变　77,83
喉功能亢进　76,77,78
喉肌电图　76,80
喉敏感综合征　76,77
喉内收反应　98
喉上神经阻滞　147
喉易激惹综合征　76,111,147
呼出气一氧化氮　19,20
呼气峰值流速　95
呼气性喘鸣　7
呼吸困难指数　113,114
呼吸运动手动评估　123
呼吸暂停　144,149
化学感受器　2,144
环咽肌　96,103,104

J

肌筋膜松解术　121
肌紧张性发声障碍　111,119
肌张力障碍　148
激素性鼻炎　36
急性咳嗽　1,6
急性上呼吸道感染　8,36
加巴喷丁　81,82
胶囊 pH 值检测　135
结节病　7,54
结状神经节　2
经鼻食管镜检查　98
颈静脉迷走神经节　2

K

抗胆碱能作用　82,84
抗胆碱药物　41

抗反流手术　58,59,68
抗生物膜特性　41
咳嗽变异性哮喘　16,21
咳嗽特异性生活质量问卷　8
咳嗽严重程度指数量表　113
咳嗽指南　35,39
口腔器官功能评估　95
口咽期吞咽障碍　91,92

L

辣椒素　2,42
辣椒素诱发　111
莱切斯特咳嗽问卷　8,113
临床吞咽评估　93

M

麦卢卡蜂蜜　41
慢性鼻 - 鼻窦炎　31,33
慢性咳嗽　1,135
美国癌症协会　8
美国老年医学协会　82
美国临床催眠学会　121
美国胃肠病学协会　67
美国胸科医师学会　5,35,39
美国言语 - 语言 - 听力协会　92,112
美国医学协会　120
美国支气管食管学会　67
迷走神经传入　2
木糖醇　41

N

难治性慢性咳嗽　9,132,135,136

P

泡状中鼻甲　37
频闪喉镜　79

普瑞巴林　81,82

Q

牵张感受器　2
羟甲唑啉　97,99
曲马多　84,145

R

肉毒杆菌毒素注射　146

S

三环类抗抑郁药　82
嗓音保健　117
嗓音障碍指数量表　113
嗓音治疗　120
嗓音中心　132,135
上呼吸道感染　35,36,78,91,93,94,111,112,
　137,143
上气道咳嗽综合征　4,35
神经肽　77
神经性咳嗽　76
生物反馈　104
生物治疗　22,24
声带沟　54,146
声带矛盾运动障碍　18,111
声音嘶哑　147
湿吞咽　103
食管钡餐造影　56
食管憩室　99
食管上括约肌　97
食管下括约肌　99
嗜酸性粒细胞食管炎　101
嗜酸性粒细胞性支气管炎　4,25
嗜酸性肉芽肿性多血管炎　18
嗜酸性哮喘　4
瞬时受体电位香草酸亚型1　2
死海盐　41

T

碳酸酐酶-Ⅲ　65
体征评分量表　7,52
吞咽困难　52
吞咽造影检查　96

W

胃蛋白酶　4,133
胃底折叠术　57
胃复安　56
胃旁路术　57
胃食管反流性疾病　4,63
胃食管交界部　99
误吸　26

X

吸气肌力量训练　119
吸入性糖皮质激素　22,23
习惯性咳嗽　144
下咽-食管多通道腔内阻抗联合双 pH 值监
　测　133
纤维喉镜　7
纤维内镜吞咽检查　97
纤维内镜下吞咽感觉测试　98
腺样体肥大　40
哮喘　3,16,32
哮喘-慢性阻塞性肺病重叠综合征　16
行为治疗　110
胸部 X 线片　7
血管紧张素受体阻滞剂　54
血管紧张素转换酶抑制剂　54
血管运动性鼻炎　32

Y

亚急性咳嗽　1

咽喉反流　63,94

咽喉反流性疾病　4

咽 - 支气管反射　35

言语 - 语言病理学家　10,110,132

盐水冲洗　41

乙酰甲胆碱激发试验　19

用力肺活量　18

运动诱发的支气管收缩　16

Z

支气管肺泡灌洗　63

支气管高反应性　19

支气管激发试验　19

支气管扩张　53

支气管扩张剂　21

支气管热成形术　22,25

支气管收缩　16

支气管炎　17

脂质肺泡巨噬细胞指数　65

质子泵抑制剂　53,63

自身免疫病　103

自主神经系统　36,125

阻塞性睡眠呼吸暂停　54,125

组胺　17

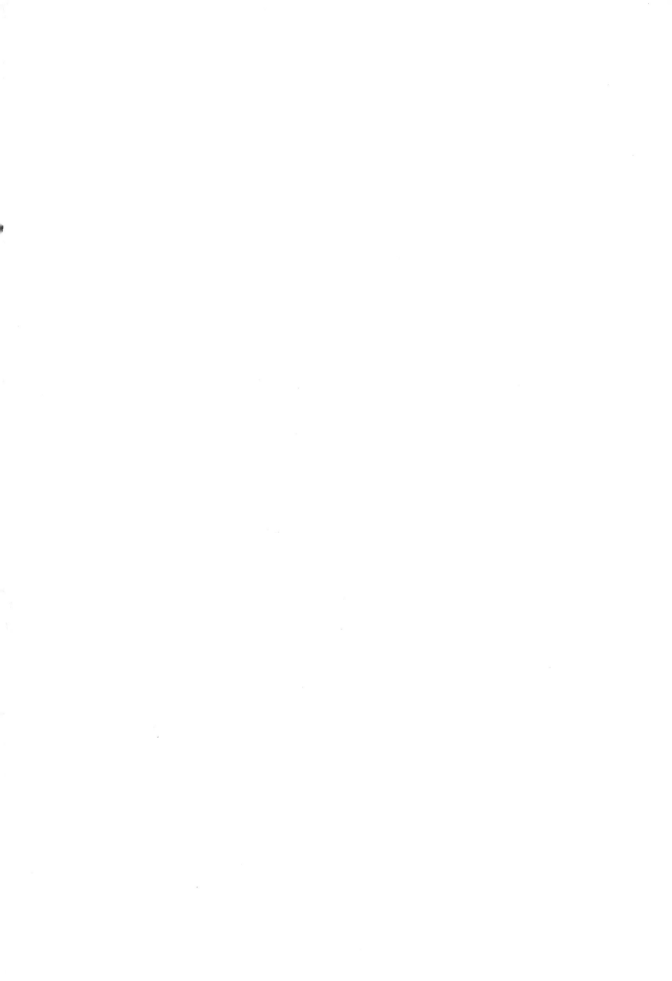